KB266622

학교 가기 싫은 우리 아이 마음처방전

학교 가기 싫은 우리 아이 마음처방전

마음처방전

소아정신과 전문의 **김소연**

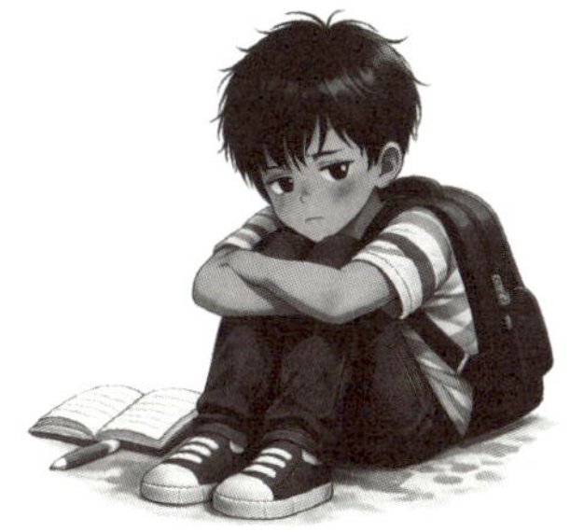

Medimark

프롤로그

오늘도 출근하자마자 예약된 환자들의 명단을 살펴본다. 오전 시간에 학생들의 예약이 가득 차 있다. 학교에 가야 할 시간, 학교 대신 병원을 찾은 아이들. 이 아이들과 부모님의 마음은 어떨지 감히 상상하며 하루를 시작한다.

한숨을 내쉬며 작은 목소리로 이야기하는 아이와 답답함과 걱정이 교차하며 어찌할 바 모르는 부모님. 학교에 도저히 갈 수 없다는 아이와 학교에 보내야만 한다는 부모님. 이 둘 사이의 팽팽한 줄다리기 속에서 나 역시 가슴이 무거워진다.

한국 청소년의 행복지수는 OECD 22개국 중 20위로 최하위권을 기록했다. 청소년 자살률은 해마다 증가하고, 학교 부적응을 호소하는 아이들의 숫자도 늘어만 간다. 2022년 통계청 자료에 따르면, 10대 청소년 사망 원인 1위는 여전히 '자살'이다. 이 냉혹한 수치 뒤에는 우리가 미처 듣지 못한 아이들의 아픔이 있다. '학교'는 아이들에게 배움과 성장을 주는 공간이어야 하지만, 때로는 참기 힘든 고통의 장소가 되기도 한다. 아이들은 몸과 마음으로 신호를 보내지만, 어른들은 그 신호를 알아차리거나 다루는 방법을 배운 적이 없다.

수천 명의 아이들을 소아 청소년 정신건강 클리닉에서 만나왔다. 대학병원에 근무하던 시절에는 학교에 가지 못하는 아이들을 위한 대안학교를 운영했었다. 클리닉을 찾는 아이들은 크게 세 부류로 나뉜다. 학업 스트레스에 지친 완벽주의 성향의 아이들, 또래 관계에서 상처받고 고립된 아이들, 그리고 가정 내 갈등으로 마음의 안전 기지를 잃은 아이들이다. 이들은 불안, 우울, 신체 증상 등 다양한 방식으로 고통을 표현한다.

특히 기억에 남는 한 학생이 있다. 중학교 2학년 가영이는 6개월 동안 수업을 거의 듣지 못했다. 어머니는 아이를 학교에 보내기 위해 온갖 노력을 다했지만, 가영이는 교문 앞에만 가도 극심한 두통과 구토를 호소했다. "아이가 망가지고 있어요. 제발 도와주세요. 제가 도대체 무엇을 더 해야할지 모르겠어요" 어머니의 절박한 호소를 들으며, 나는 이 책을 써야겠다고 결심했다.

대부분의 부모님들은 "우리 아이가 왜 이러는지 모르겠다"는 말로 상담을 시작한다. 그들의 눈에는 혼란, 좌절, 그리고 깊은 사랑이 동시에 담겨 있다. 부모님들은 무엇을, 어떻게 해야 할지 몰라 헤매다 전문가를 찾아온다. 이 책은 그런 부모님들에게 아이의 마음을 이해하는 법, 효과적인 대화 방법, 전문가의 도움을 구하는 시점, 그리고 무엇보다 아이와 함께 이 어려운 시간을 견디는 구체적인 지침을 제공할 것이다.

이 책의 1장에서는 학교에 가지 못하는 아이들의 마음을 들여다본다. "학교가 싫다"라는 단순한 표현 뒤에 숨은 복잡한 감정들, 신체 증상으로 나타나는 심리적 고통, 완벽주의에 지친 아이들의 내면을 살펴볼 것이다. 2장에서는 아이를 둘러싼 환경적 요인들, 또래 관계 문제, 학교 폭력, 사회불안, 교육환경과의 불일치 등이 어떻게 아이의 학교 거부로 이어지는지 탐색한다. 3장에서는 회복의 과정을 단계별로 안내하며, 아이의 속도를 존중하는 회복의 길을 제시한다. 마지막으로 4장에서는 부모가 실제로 할 수 있는 구체적인 방법들, 아이의 마음을 여는 대화법, 학교와의 협력 방안, 그리고 장기적 관점에서 아이의 정서적 건강을 지키는 방법을 알려준다.

"아이가 학교에 잘 다니는 것만으로도, 얼마나 감사한 일인가."
아이가 그저 아침에 일어나 가방을 메고 학교로 향할 수 있다는 것,

그것이 결코 당연한 일이 아님을 나는 많은 아이들을 통해 배웠다. 이 책이 '당연하지 않은 하루'를 살아가는 아이들과, 그 곁에서 당연한 하루를 만들어 주고 싶은 부모에게 조금 더 단단하고, 조금 더 부드러운 발판이 되기를 바란다. 아이가 다시 마음을 열고 세상으로 한 걸음 나아갈 수 있도록, 그 곁을 지키는 당신에게 이 책이 작은 용기와 위로가 되었으면 한다.

그리고 꼭 전하고 싶은 말이 있다.
"너는 이상한 것이 아니야.
나약해서도 아니야.
그리고, 혼자가 아니야."

C O N T E N T S

Part 3 │ 회복 프로세스
"아이의 속도를 존중하는 회복의 길"

Part 1

마음이 아파서
학교에 가지 못하는 아이들

"학교가 싫다는 말 뒤에 가려진 다양한 감정들"

신체화는 아이의 결핍이나 문제가 아니다.
오히려 아이가 자신의 감정을
어떻게든 표현하려는 방식이다.

| 1 |

"그냥 가기 싫어"라는 말 속에
숨은 감정 읽기

오늘도 학교에 가기 싫다는 아이를 깨우며, 엄마는 결국 소리를 꽥 지르고 만다.

"도대체 왜 학교가 싫은 건데?!"

민준이의 대답은 늘 똑같다.

"그냥 싫어."

엄마는 속이 터질 것만 같다. 무슨 일이 있었는지, 이유라도 말해주면 좋으련만.

"도대체 뭐가 문제인 거야?"

민준이 엄마는 아침마다 반복되는 실랑이에 너무 답답하다. "학교에 안 갈래요"라고 고집을 부린 지도 벌써 일주일째. 처음엔 일상적인 투정인 줄 알았는데, 아이의 표정이 점점 굳어가는 걸 보니 뭔가 심각한 일이 있었나 싶다.

"민준아, 엄마한테 말해봐. 학교에서 무슨 일이 있었어?"

"친구들이 너 괴롭혔니? 선생님이 혼냈어?"

"아니면 공부가 너무 어려워?"

엄마는 온갖 질문을 쏟아내지만, 민준이는 고개만 절래절래 젓거나 "그냥요"라는 말만 되풀이했다. 답답한 마음에 목소리가 조금씩 높아지지만, 아이는 더욱 입을 꾹 다물고 한마디도 하지 않는다.

밤마다 뒤척이던 엄마는 결국 남편과 상의 끝에 병원으로 전화를 걸었다고 한다.
"저희 아이가 갑자기 학교를 안 가려고 해서요. 상담을 좀 받아볼 수 있을까요?"
전화를 끊고 나서도 마음은 복잡했다. '혹시 전문가 선생님이 민준이 마음속 깊은 곳에 숨어 있는 진짜 이유를 찾아낼 수 있을까? 그래서 우리 아이가 다시 밝게 웃으며 학교에 갈 수 있게 도와줄 수 있을까?'
그런 간절한 마음을 품고, 민준이와 함께 병원에 방문했다.

진료실에서 민준이와 보낸 30분은 조용한 시간이었다. 아이는 처음엔 의자 끝에 살짝 걸터앉아 나의 얼굴을 한 번도 제대로 쳐다보지 않았다. 질문을 던져도 "네", "아니요", "모르겠어요" 같은 짧은 대답만 되풀이했다.

상담을 마친 뒤, 민준이의 부모님은 문이 채 닫히기도 전에 다급하게 물었다.
"선생님, 아이가 뭐라고 하던가요?"
이런 순간이 늘 조심스럽다. 부모님의 간절한 마음은 너무나 잘 이해하지만, 아이와의 약속도 지켜야 하니까.

"아이와의 면담 내용을 자세히 말씀드릴 수는 없습니다."

어머니의 표정이 살짝 어두워지는 게 보였다. 나는 부드럽게 말을 이어 나갔다.

"제가 민준이의 많은 이야기를 직접 들었다기보다는, 마음을 조금 엿보았다고 말씀드리는 게 맞을 것 같아요."

학교에 가는 것을 거부하는 아이들은 "모르겠어요", "그냥요"와 같은 말을 반복하며 자신의 감정을 말로 표현하지 못하는 경우가 많다. 하지만 그렇다고 해서 아무런 감정을 느끼지 못하는 것은 아니다. 아이의 말이 아이의 전부는 아니다. 특히 불안, 두려움, 수치심, 창피함 같은 감정은 자기 스스로도 명확하게 이해하지 못한 채, 단 한 문장으로 뭉뚱그려져 나온다.

"그냥 가기 싫어."

이 한마디가 아이가 느끼는 진짜 마음일지도 모른다. 아이도 자신의 마음을 알지 못한 채, 그냥 힘들 뿐이다. 어쩌면 그 누구보다도 답답하고 표현하고 싶을 아이들의 마음일지도 모른다.

이럴 때 우리는 아이의 마음을 어떻게 알 수 있을까?

어떤 아이는 학교 이야기가 나오자마자 몸을 돌린다. 특정 친구나 선생님의 이름을 들으면 눈빛이 흔들리고, 아무 일 없었다고 말하면서도 손끝을 꼭 쥐고 있는 아이도 있다. 말은 없지만, 그 아이들은 분명히 '무언가'를 표현하고 있다. 이런 비언어적 표현들은 때로 말보다 더 많은 것을 전한다. 또한, 어떤 상황에서 그런 반응이 나왔는지, 최근 어떤 변화가 있었는지 같은 맥락적인 정보는 아이의 감정을 이해하는 데 매우 중요하다. 부모나 교사는 아이가 무슨 말을 했는지에 집중하기 쉽다. 하지만 아이의 말보다는 그 말을 하게 된 표정과 분위기, 그리고 그 말이 나온 배경을 함께 바라보려는 시선이 필요하다.

아이들은 자신의 복잡한 감정들을 정확한 말로 담아내기엔 아직 서툴다. 기쁨, 슬픔, 불안, 두려움, 이런 감정들이 마음속에서 소용돌이치지만, 그것을 상대방이 이해할 수 있는 언어로 풀어내는 것은 여전히 배워가는 과정이다.

한국청소년상담복지개발원의 최근 조사를 보면, 학교에 가지 않으려는 아이 중에서 약 68%가 자신의 마음을 말로 표현하는 것을 어려워한다. 이 아이들은 '속상해요', '무서워요'라는 말 대신 몸이 아프다고 하거나, 짜증을 내거나, 혹은 조용히 방 안에 숨어버리는 방식으로 자신의 마음을 드러낸다. 학교 가기를 거부하기 시작한 초기에 부모님이 아이의 작은 신호들(시무룩한 표정, 구부정한 어깨, 평소와 다른 목소리 톤)을 알아차리고 따뜻하게 다가간 경우, 이런 어려움이 오래 지속될 가능성이 63%나 줄어들었다는 연구 결과도 있다. 이는 아이의 마음을 일찍 알아채고 손을 내미는 것이 얼마나 큰 힘이 되는지를 보여주는 따뜻한 증거이다.

앞에서 살펴본, 열한 살 민준이의 이야기를 조금 더 살펴보자. 평소 말이 많지 않은 민준이는 "학교 가기 싫어요"라는 말 외에는 딱히 다른 설명을 해주지 않았다. 진료를 보고 집으로 돌아간 후, 유심히 지켜보니, 민준이의 몸이 속마음을 말하고 있었다. 학교 이야기만 나와도 민준이의 어깨는 자연스럽게 움찔거리고, 온몸이 굳어지는 게 보였다. 그런데 특히 '발표'라는 말이 나올 때면, 무의식중에 손톱을 자꾸만 뜯어댔다. 이런 작은 신호들을 놓치지 않고 지켜본 부모님 덕분에, 민준이가 사람들 앞에서 발표하는 상황을 얼마나 두려워하는지 알 수 있게 되었다.

이처럼 아이들의 몸짓 하나하나는 마음의 창문 같은 역할을 한다. 어깨가 움츠러들거나 고개를 푹 숙이는 것, 몸을 슬그머니 돌리는 것 같은 자세의 변화부터 시작해서, 손이 미세하게 떨리거나 주먹을 꽉 쥐는 것, 손톱을 물어뜯는 것 같은 손의 움직임도 아이의 마음 상태를 보여준다. 그리고 눈을 마주치려 하지 않거나 입술이 파르르 떨리는 것, 얼굴빛이 달라지는 것도 마찬가지이다. 목소리 톤이 평소보다 작아지거나 떨리고, 말하는 속도가 갑자기 빨라지거나 느려지는 것도 아이 마음의 신호등이라고 할 수 있겠다.

우리나라 아이들이 감정 표현에 더 어려움을 겪는 데는 문화적 배경도 큰 부분을 차지한다. 동아시아 문화권의 아이들은 서구권 아이들에 비해 감정을 직접적으로 표현하기보다는 우회적인 표현을 더 많이 사용하는 경향이 있다. '참는 것이 미덕'이라는 문화적 가치관이 아이들의 감정 표현 방식에도 영향을 미치는 것이다. 이는 우리 어른도 마찬가지 아닌가? 이러한 문화적 차이는 한국 아이들이 감정 표현에 어려움을 겪을 때 더 많은 도움이 필요할 수 있음을 시사한다.

말로 표현되지 않는 감정을 알아채는 일, 알아채기 힘들더라도 함께 알아보려 애쓰는 일, 그것이 보호자가 도와줘야 할 부분이다. 아이가 쉽게 말을 꺼내지 않는다고 해서 마음이 없는 것은 아니다. 아이는 말할 준비가 될 때까지, 마음을 꺼낼 수 있는 안전한 환경 속에서 기다려야 한다. 그 기다림은 단지 시간을 흘려보내는 것이 아니라, 아이가 "이 사람은 내 마음을 들으려는구나"라는 신뢰를 쌓는 시간이다.

민준이도 처음에는 "그냥 가기 싫어요"라는 말만 되풀이했다. 하지만 부모님은 민준이의 작은 신호들을 놓치지 않고 지켜보았고, 민준이 역시 시간이 흐르면서 조금씩 마음을 열기 시작했다. 발표 시간이 다가오면 불안해지던 마음, 사람들 앞에서 실수할까 두렵던 감정들을 천천히 털어놓았다.

그 이야기를 처음 꺼낸 날, 민준이는 아주 작은 목소리로 말했다. "앞에서 말할 때, 애들이 비웃을까 봐 무서워요. 실수하면 너무 바보처럼 보일 것 같아요" 부모님은 민준이의 이야기를 조용히 듣고, "네 마음을 이야기해 줘서 고마워"라고 말했다. 그 순간부터 민준이는 더 이상 '그냥 싫다'는 말 뒤에 숨어 있지 않았다.

학교에 대한 부담을 줄이기 위해 발표가 없는 날에는 짧게라도 학교에 가보는 연습을 함께 했고, 교실에서는 발표 대신 글로 표현할 수 있는 기회를 주는 등의 조정이 이루어졌다. 민준이는 이제 가끔 "오늘은 좀 괜찮았어요"라며 스스로의 감정을 말로 표현하는 아이가 되었다. 말 대신 침묵으로, 몸짓으로 마음을 표현하던 아이가 말로 자기 마음을 꺼내는 것. 그 변화는 아주 느리지만, 그만큼 깊고 단단하다.

내원한 지 일 년이 넘어서야 자신의 이야기를 꺼내기 시작한 아이도 있었다. 하지만 기억해야 할 것은, 아무 말도 하지 않으면서도 일 년 동안 꾸준히 병원을 찾아온다는 사실 자체가, 아이 역시 도움을 받고 싶어 한다는 신호라는 점이다. 그리고 그 순간부터 치료는 시작된다. 아이의 침묵 속에는 수많은 이야기가 담겨 있다. 그 침묵을 기다려주는 것, 그리고 말로 표현되지 않은 감정의 파도를 읽어내는 것. 그것이 등교 거부 아이를 이해하는 첫걸음이다.

2

아침마다 배가 아픈 아이,
혹시 마음이 아픈 걸까?

이마를 싸매고 누워 신음하는 시어머니, 그리고 그 옆에서 찬물을 벌컥벌컥 마시는 며느리. 한국 드라마를 보다 보면 이런 장면이 낯설지 않다. 드라마 〈하늘이시여〉에서는, 시어머니가 감정을 온몸으로 표현하며 눕고, 며느리는 억울하고 답답한 마음을 꾹꾹 눌러 담은 채 입을 다문다. 뜨거운 말 대신 차가운 물 한 잔을 벌컥 들이켜며 속을 식히려는 듯한 그 장면. 말은 하지 않지만, 시어머니와 며느리 사이의 감정의 밀도가 그대로 전해진다. 마치 몸짓 하나하나가, 말보다 더 많은 이야기를 전하는 것처럼. 겉으로는 몸이 아프다지만, 그 속에는 말로 꺼내지 못한 감정이 숨어 있음을 우리는 안다.

"사촌이 땅을 사면 배가 아프다"는 속담도 있다. 질투와 시기가 몸의 통증으로 이어진다는 뜻이다. 우리는 이런 표현을 어릴 때부터 들으며 자란다. 그런데 이상하게도, 막상 내 아이가 아침마다 배가 아프다고 하면, 처음엔 장염인가 싶다가, 병원에 가도 별다른 이상이 없다는 이야기를 들으면, 곧 "꾀병 부리는 건가?" 하는 의심이 들기도 한다.

어른도 마음이 답답하면 명치가 아프고, 스트레스를 받으면 머리가 지끈거린다. 감정을 몸으로 표현하는 건 어른만의 일이 아니다. 오히려 어린아이일수록 마음의 언어를 몸으로 말한다. 말보다 먼저 배가 아프고, 가슴이 답답해진다. 아침마다 배가 아픈 아이, 정말 장이 안 좋아서일 수도 있다. 하지만 그 배앓이 속에 학교에 대한 불안, 친구 관계의 긴장, 부모의 기대에 대한 압박감이 숨어 있는 건 아닐까?

어떤 아이는 아침만 되면 배가 아프다고 한다. 어떤 아이는 학교에만 가면 머리가 아프고 숨이 가쁘다고 호소한다. 병원 검사에서는 아무 이상이 없다고 하지만, 아이는 분명히 괴롭다고 말한다. 이때 어른들은 혼란스럽다. 정말 아픈 걸까? 아니면 거짓말을 하는 걸까?

진짜 문제는 배가 아니라 마음이다. 아이는 그 마음을 말 대신 몸으로 표현하고 있는 것이다. 이제, 우리는 아이의 '신체화된 불안'을 어떻게 이해하고 도와야 할지 살펴보려 한다. 아침마다 반복되는 배앓이, 두통, 호흡 곤란 뒤에 숨은 마음의 언어를 함께 들어보자.

감정이 신체 증상으로 나타나는 현상을 신체화(somatization)라고 한다. 특히 어린아이나 청소년처럼 자기 감정을 명확하게 인식하고 표현하는 능력이 아직 발달하지 않은 시기에는, 불안이나 스트레스가 복통, 두통, 구역질, 어지럼증 같은 형태로 나타날 수 있다.

등교 거부 아동의 약 72%가 두통, 복통, 어지러움 등의 신체 증상을 호소하며, 이 중 85%는 병원 검사에서 특별한 신체적 이상이 발견되지 않았다. 그러나 이 아이들에게서 불안 장애와 우울 증상의 발생률은 일반 아동보다 3.5배 높았다. 이 수치는 신체 증상과 정서적 어려움 사이의 밀접한 연관성을 보여주는 중요한 증거다.

여기서 중요한 것은 아이의 증상이 진짜냐 아니냐를 판단하려는 시도 자체가 아이를 오히려 더 외롭게 만들 수 있다는 점이다. 아이는 일부러 배가 아프다고 말하는 것이 아니라, 진짜 배가 아픈 것이다. 단지 그 통증의 출처가 위장이나 뇌혈관이 아니라, 마음의 깊은 곳에 있는 감정일 뿐이다.

신체화된 불안은 아이가 "나는 불안해요"라고 말하지 못하는 대신, "배가 아파요"라고 말하는 것이다. 아이도 자신이 왜 아픈지 모른다. 어른의 역할이 중요하다. 아이가 말하지 않아도, 그 고통의 뿌리를 함께 찾아주고, 신체 증상 뒤에 숨어 있는 마음을 이해해보려는 노력이 필요하다.

열 살 민수는 매주 월요일 아침이면 심한 복통을 호소하여 병원에 방문했다. 소아과 검진에서는 특별한 문제가 발견되지 않았고, 주말에는 증상이 사라졌다. 민수의 부모님은 처음에 "또 꾀병 부리는 거 아니니?"라고 생각했지만, 민수의 고통은 진짜였다.

진료를 통해 알게 된 것은 민수가 학교에서 몇몇 친구들에게 지속적으로 놀림을 당하고 있었다는 사실이었다. 특히 월요일에 있는 체육 시간이 민수에게는 가장 두려운 시간이었다. 축구를 못한다며 놀림을 받고, 팀을 나눌 때마다 마지막에 선택받는 아이였다. 그 불안과 공포가 실제 신체적 통증으로 발현된 것이었다.

주의 깊게 관찰한 결과, 민수의 증상은 지속적이지 않은 양상을 보였고, 특정 요일에 심해진다는 것을 알게 되었다. 그리고 학교에 가지 않고 집에서 쉬고 있으면, 증상이 사라졌다. 마치 몸이 "학교 가지 마"라고 신호를 보내는 것 같았다. 민수의 부모는 처음에는 "그냥 참고 학교에 가라"고 했지만, 점차 접근 방식을 바꿨다.

아이에게 꾀병 아니냐며 몰아치는 대신, 아이가 스스로 신체증상과 마음의 불편감을 연결지을 수 있도록 도와주었다. "민수야, 배가 아플 때 무슨 생각이 났어?", "학교에서 어떤 일이 있었는지 엄마한테 말해볼래?" 이런 질문들을 통해 민수는 조금씩 자신의 마음을 표현하기 시작했다. 그리고 부모와 담임선생님이 함께 노력해 민수가 친구들과 관계를 개선할 수 있도록 도왔다. 체육 시간에는 민수가 할 수 있는 다른 역할을 찾아주고, 몇몇 친구들과는 새로운 취미 활동을 함께할 기회를 만들어 주었다.

시간이 지나면서 민수의 월요일 복통은 점차 줄어들었고, 대신 "오늘 학교에서 이런 일이 있었어요"라며 자신의 감정을 말로 표현하게 되었다. 몸이 대신 말해주던 것을 이제는 입으로 직접 이야기할 수 있게 된 것이다.

민수의 사례처럼, 부모들이 가장 혼란스러워하는 지점은 여기에 있다. 진짜 아픈 건지, 마음이 아픈 건지. 그렇다면 몸이 아픈 것과 마음이 아픈 것을 어떻게 구분할 수 있을까? 의학적으로는 '기질적 증상'과 '비기질적 증상'이라는 개념으로 나뉜다. 기질적 증상은 실제 장기나 조직에 염증이나 손상이 있는 경우로, 예를 들면 장염, 편두통, 기관지염처럼 병원에서 검사하면 원인이 명확히 드러나고, 약물 치료에 호전이 보이는 상태를 말한다.

반면 비기질적 증상은 검사에서는 이상이 없지만, 아이가 분명히 고통을 느끼는 상태다. 주로 스트레스나 불안 같은 심리적 요인이 배경이 되며, 이를 '기능성 증상' 또는 '신체화 증상'이라고 부른다. 이럴 때 아이는 몸이 아픈 게 사실이지만, 그 출처가 몸이 아니라 마음 안에 있다.

복통은 신체화 증상 중 가장 흔하게 나타나며, 특히 저학년 아동에게 많고 학교 가기 직전이나 수업 시작 전 심해지는 경향이 있다. 두통은 고학년 아동이나 청소년에게 자주 나타나며, 성적 부담, 부모의 기대, 완벽주의 성향과 관련된 경우가 많다. 호흡 곤란은 공황 상태처럼 느껴질 수 있으며, 발표 직전이나 시험 당일 "숨이 안 쉬어져요", "죽을 것 같아요"라고 말하는 것은 단순한 거부감이 아닌 강한 예기불안의 표현일 수 있어, 등교를 강요하기보다 먼저 긴장을 안정시키는 것이 우선이다. 또 "피곤하다", "기운이 없다"며 아침에 침대에서 나오지 못하는 아이는 겉으로는 게으르거나 의욕이 없는 것처럼 보일 수 있지만, 실제로는 극심한 불안이나 우울로 인해 에너지가 소진된 상태일 수 있다. 이는 특히 십대 후반 청소년에게 흔하며, 무기력감을 호소하는 청소년의 약 65%가 임상적 우울 증상을 동반한다.

신체화는 아이의 결핍이나 문제가 아니다. 오히려 아이가 자신의 감정을 어떻게든 표현하려는 방식이다. 아이의 몸이 하는 말을 무시하지 않고 귀기울여 들어줄 때, 아이는 자신도 몰랐던 마음을 조금씩 말로 풀어낼 수 있게 된다.

3

완벽을 꿈꾸다 무너진 아이들:
"나는 왜 이것도 못할까"

진료실 문을 조심스럽게 두드리는 소리가 들린다. "들어오세요" 말이 끝나자마자, 한 아이가 살며시 문을 열고 들어온다. 단정하게 빗어 넘긴 머리, 깔끔한 교복, 그리고 입가에 머금은 잔잔한 미소까지. 겉보기에는 학교생활에 아무 문제가 없어 보이는 모습이다. 그러나 이 아이는 학교라는 단어만 들어도 가슴이 두근거리고, 아침마다 교복을 입는 순간 눈물이 차오른다. 매일 아침 등교를 시도하지만, 교문 앞에 서면 숨이 턱 막힌다고 한다.

지민이는 늘 성실했다. 숙제를 빠뜨린 적도 없고, 선생님께 꾸중을 들은 기억도 없다. 친구들과 특별한 갈등 없이 지내왔다. 교과서 속 '모범생'이라는 말이 잘 어울리는 아이였다. 하지만 그 아이는 더 이상 학교에 갈 수 없다고 말한다.

진료실에서도 지민이는 여전히 자신의 '좋은 모습'만 보여주려 애썼다. 최대한 밝은 표정을 유지하고, 물음에는 공손하게 대답했지만,

목소리는 작고 눈은 쉽게 바닥을 향했다. 단단히 굳은 어깨와 가만히 모은 손끝엔 긴장감이 어려 있었다. 겉으로는 괜찮아 보였지만, 아이는 그저 괜찮아 보이기 위해 애쓰는 중이었다.

"저, 시험 망했어요."

진료실에서 지민이가 처음 꺼낸 말이었다. 말을 내뱉자마자 울음을 터뜨린 아이는, 겨우 눈물을 멈춘 뒤 시험 점수를 털어놓았다. 100점 만점에 96점. 대부분의 어른이라면 "충분히 잘했네"라고 말할 점수였다. 그러나 아이는 그 4점이 빠진 이유를 조목조목 설명하며 고개를 떨구고 있었다.

"이건 내가 외웠어야 했는데… 이런 실수는 하면 안 되는 건데…" 아이는 마치 중대한 잘못이라도 저지른 것처럼 자책하고 있었다. 나는 조심스럽게 말했다. "틀릴 수도 있잖아. 누구나 그럴 수 있어" 그러자 아이는 단호하게 고개를 저었다. "틀리면 안 돼요. 다 맞아야 해요"

이런 아이들이 원하는 것은 단순히 높은 점수가 아니다. 그들에게는 '잘하는 나'만이 존재를 인정받을 수 있다는 믿음이 뿌리 깊게 자리하고 있다. 완벽하지 않으면 사랑받을 자격이 없다고 느낀다. 이 아이에게 성적이 떨어졌을 때 느껴지는 감정은 실망이 아니라 죄책감이고, 실수했을 때 떠오르는 생각은 "다음엔 더 잘해야지"가 아니라 "나는 왜 이것도 못할까"다. 실수나 실패는 단순한 경험이 아니라 존재 전체가 부정당하는 위협처럼 느껴지기에, 학교생활은 늘 긴장으로 가득 차 있다. 친구들과 함께 배우는 공간이어야 할 교실이, 아이에게는 한순간도 틀려서는 안 되는 시험장처럼 여겨진다.

완벽주의 성향이 높은 학생들의 약 42%가 학업 스트레스로 인한 심리적 어려움을 겪고 있으며, 이 중 18%는 등교거부 행동을 보인 적이 있는 것으로 나타났다. 특히 주목할 만한 점은, 단순히 '높은 기준'을 가진 아이들보다 '실패에 대한 과도한 두려움'을 가진 아이들이 더 큰 심리적 부담을 느끼고 있다는 사실이다. 동아시아 국가의 학생들이 서구권 학생들에 비해 '사회적으로 부과된 완벽주의(socially prescribed perfectionism)' 수준이 유의미하게 높은 것으로 나타났다. 이는 자신의 내적 기준보다 타인이나 사회가 기대하는 기준에 맞추려는 경향이 강하다는 것을 의미한다. 이러한 완벽주의는 자기주도적인 성취 동기보다 타인의 평가에 대한 두려움에서 비롯되는 경우가 많다.

많은 부모는 아이를 격려하고 싶은 마음에서 이렇게 말하곤 한다. "넌 늘 잘해왔잖아", "이번에도 좋은 결과가 나올 거야", "그만큼 노력했으니 분명 잘될 거야" 하지만 이런 말들이 아이에게는 다르게 들릴 수 있다. "나는 항상 잘해야 해. 실수하면 실망시킬지도 몰라", "내가 잘하지 않으면, 부모님이 속상해할 거야" 반복되는 칭찬은 어느 순간부터 기대가 되고, 그 기대는 곧 무게가 된다. 부모의 말 한마디, 사소한 표정 하나하나가 아이에게는 무언의 기준처럼 느껴질 수 있다. 아이는 어느새 '내가 진짜 원하는 건 뭘까?'보다 '부모가 실망하지 않으려면 어떻게 해야 하지?'를 더 먼저 생각하게 된다.

부모의 양육 방식과 자녀의 완벽주의 성향 사이에는 강한 상관관계가 있으며, 특히 '조건부 사랑(conditional love)'이 아이의 건강하지 못한 완벽주의 발달에 가장 큰 영향을 미치는 것으로 나타났다. 조건부 사랑이란 아이가 부모의 기대에 부합할 때만 사랑과 인정을 받을 수 있다고 느끼는 관계를 의미한다.

게다가 요즘 아이들이 감당해야 하는 일들은 하루를 가득 채운다. 숙제, 수행평가, 방과 후 수업, 학원, 독서록, 일기 쓰기, 콩쿠르 준비까지. 심지어 쉬는 날에도 '쉼'은 온전히 주어지지 않는다. 아침부터 저녁까지 일정은 빽빽하고, 그 속에서 아이는 오직 '기대에 부응해야 하는 존재'로 살아간다. 어른들은 "조금 힘들더라도 다 너를 위한 거야"라고 말하지만, 아이는 점점 자신이 무엇을 좋아하는지도, 무엇이 싫은지도 모르게 된다. 그렇게 기계처럼 움직이던 어느 날, 몸이 말을 듣지 않고, 마음이 무너져버리는 것이다.

서울 지역 중·고등학생들의 평균 수면 시간은 6시간 이하이며, 학업과 관련된 활동(학교, 학원, 자율학습, 과제 등)에 쓰는 시간은 평일 기준 평균 13.5시간에 달한다. 주목할 만한 점은 이런 과도한 일정이 단순히 학업 성취도만 낮추는 것이 아니라, 정서 발달과 자아 정체성 형성에도 부정적인 영향을 미친다는 것이다.

등교를 거부하게 된 아이 중에는 자신이나 부모, 교사에 의해 비현실적으로 높은 기준을 갖게 된 경우가 많다. 불가피한 실패나 기대에 미치지 못한 성취를 경험한 후, 아이는 그것을 자신의 무능력이나 가치 없음으로 받아들인다. 이후 스스로를 반복해서 비난했고, 다음 평가나 시험을 앞두고 불안이 극도로 높아졌다. 불안을 피하기 위해 점차 학교나 시험 상황을 회피하기 시작하고, 결국에는 두통이나 복통 같은 신체 증상을 동반한 완전한 등교 거부로 이어진다. 이 과정은 흔히 오해되는 '게으름'이나 '의지 부족'과는 거리가 멀었다. 오히려 이런 아이일수록 기준이 높고 책임감이 강했으며, 실패에 대한 두려움에 오랫동안 시달리고 있었다.

진료 초반에는 지민이에게 "괜찮아"라는 말은 마음속 깊이 와닿지 않았다. 나는 비밀 이야기를 털어놓듯 아이에게 소곤소곤 말했다. "선생님도 전교 100등을 한 적이 있어. 그때 너무 창피하고 속상해서, 그 날은 집에 와서 아무 말도 못 했어. 그런데 지금 돌이켜보면, 그때가 나한테 제일 중요한 배움의 순간이었어. 내가 어떤 사람인지, 어떤 걸 좋아하고 싫어하는지, 처음으로 생각하게 됐거든" 아이는 믿기지 않는 듯 나를 바라보았지만, 한편으로는 안심하는 듯 조심스럽게 웃어보였다.

그리고 서서히 자신의 부족한 부분을 드러내기 시작했다. 완벽해야 한다는 생각 아래 숨겨두었던 실수들, 말하지 못했던 두려움, 친구들 사이에서 느끼는 작고 미묘한 외로움 같은 것들. 지민이는 이전보다 더 천천히 말했고, 말하는 사이사이 자주 멈추었다. 하지만 그 침묵은 더 이상 억눌린 두려움이 아니라, 자신을 다시 정리하는 시간처럼 느껴졌다. 나는 그 변화가 마음 깊이 반가웠다.

지민이는 이후에도 몇 차례 진료실을 찾아왔다. 처음보다 한결 편안한 표정으로 들어서며, 자신의 감정을 조심스럽게 말로 옮기기 시작했다. 시험이 다가올 때 느껴지는 불안, 친구에게 서운했던 마음, 엄마 아빠에게 털어놓지 못한 걱정까지. 작은 이야기들이 모여 아이의 마음을 조금씩 열어주었다. 더 이상 완벽한 모습을 보여주려 애쓰기보다, 있는 그대로의 자신을 받아들이는 법을 연습하는 듯했다. 그 변화의 중심에는 '괜찮아'라는 말이 있었다. "지민아, 100점을 맞는 것도 중요하지만, 100점이 아니어도 괜찮다는 걸 아는 게 더 중요할 수도 있어"

완벽을 꿈꾸는 아이는 누구보다 최선을 다한다. 그러나 그 마음속에는 늘 불안이 도사리고 있다. 실수하면 사랑받지 못할까 봐, 부족한 나를 들키게 될까 봐. 이 아이에게 지금 필요한 것은 "넌 원래 잘하잖아"라는 칭찬보다, "괜찮아, 틀려도, 실수해도 넌 여전히 소중한 아이야"라는 말이다. 그 말 한마디가 아이를 다시 학교로, 세상으로, 그리고 자기 자신에게로 조금씩 돌아오게 만든다.

4

"열심히 해도 더 이상 나아지지 않아요"
– 고성취 아이들의 번아웃

드라마 〈스카이캐슬〉에서 예서는 늘 1등을 하는 아이였다. 철저한 계획과 자기 관리 속에서 자랐고, 실패는 허용되지 않았다. 그러던 어느 날, 시험지를 들고 서 있던 예서가 갑자기 울음을 터뜨렸다. 아무도 예상하지 못했던 순간이었다. 성적은 여전히 좋았고, 겉보기엔 아무 문제도 없어 보였기 때문이다. 하지만 예서는 이미 오래전부터 지쳐 있었고, 그 감정이 조용히 쌓이고 있었다. "이 정도는 해야지", "너는 할 수 있잖아" 끝없이 반복된 격려와 기대 속에서 예서는 점점 자신의 진짜 감정을 잊어갔다.

진료실에서 만나는 학생들 중에는 예서와 비슷한 아이들이 많다. 차분하고, 성적도 좋고, 말도 잘하는 아이들이다. 그런데 어느 날, 갑자기 이렇게 말한다. "학교에 가기 싫어요", "열심히 했는데 아무 의미가 없어요" 부모들은 이런 상황이 이해되지 않아 당황하고 처음엔 받아들이려 하지 않는다. 곧 괜찮아질 거라고 믿으며 병원 방문을 미루곤 한다.

열심히 했고, 잘하고 있고, 결과도 나쁘지 않은데 왜 아이는 무너지는 걸까?

부모들도 처음부터 아이를 이렇게 키우려 했던 것은 아니다. "우리 아이만큼은 경쟁에서 뒤처지지 않았으면 좋겠어"라는 마음으로 시작된다. 그런데 언제부터인가 엄마들의 단톡방에서는 아이들의 성적과 학원 정보가 끊임없이 오간다. "○○이 이번에 전교 5등 했대요", "△△학원에서 선행학습 2년 차 들어간다던데", "영어는 이제 기본이고 중국어까지 시작했어요" 이런 이야기들을 듣다 보면 자연스럽게 불안해진다. '우리 아이도 뒤처지면 어떡하지?' 하는 걱정이 든다.

그래서 하나씩 더 시키게 되고, 기대치도 점점 높아진다. "너는 할 수 있잖아"라는 말이 격려가 아니라 압박이 되어버린다. 아이가 힘들어하는 신호를 보내도 "이 정도는 견뎌야지"라고 생각하게 된다. 다른 집 아이들도 다 하고 있는데 우리 아이만 못할 리 없다고 믿는다. 결국 아이의 현재 상태보다는 '다른 아이들과 비교한 상태'에 더 신경쓰게 된다. 아이가 보내는 작은 신호들, 말이 줄어들거나 자주 아프다거나 짜증이 늘어나는 것들을 놓치기 쉬워진다.

진료실에서 나는 이런 아이들의 상태를 '기계'에 비유해 설명한다. 고장 난 게 아니라 과열된 것이다. 너무 오래 달려서 잠시 멈춰야 할 때가 된 것이다. 열심히 달리던 아이가 어느 날 갑자기 멈춘다. 냉각 없이 계속 작동하다 엔진이 과열되어 타버린 상태와 같다. 이 아이에게 필요한 건 더 강한 자극이나 다그침이 아니다. 완전히 멈추고 충분히 쉬는 것이 필요하다. 그리고 "이제 쉬어도 돼"라는 말이 필요하다. "왜 이 정도도 못 버티지?"라는 시선은 아이를 더 힘들게 한다.

비슷하게 무기력해 보여도, 어떤 아이는 또 다른 상태일 수 있다. 하고 싶은 것도 없고, "재미없어", "귀찮아" 같은 말을 자주 한다. 이 아이는 너무 오래 쉬어서 녹슬어버린 기계 같다. 이런 아이에게는 무거운 목표보다 작고 가벼운 격려가 필요하다. "이건 해볼 만한데?"라는 작은 성공 경험이 다시 움직일 수 있게 도와준다.

가장 좋은 상태는, 움직일 때 확실히 움직이고 쉴 때 확실히 쉬는 것이다. 에너지를 너무 많이 쓰지도 않고 너무 방치되지도 않는 상태다. 아이 스스로 하고 싶은 마음이 생겨 움직이는 것이다. "공부가 재미있어요", "쉬고 나니까 다시 하고 싶어요" 이런 말은 활력이 있는 아이들에게서 나온다.

우리 아이는 지금 어떤 상태일까? 너무 많이 달리고 있는 건 아닌지, 너무 오래 쉬고 있는 건 아닌지 천천히 살펴봐야 한다. 과열 상태인 아이들은 이런 모습을 보인다. 성적은 좋은데 표정이 어둡고, 칭찬을 해도 기뻐하지 않는다. 두통이나 복통을 자주 호소하고, 말이 현저히 줄어든다. "해야 한다"는 말을 자주 하고, 완벽하지 않으면 심하게 자책한다.

중요한 건 아이를 성적이나 결과만으로 판단하지 않는 것이다. 성적이 떨어졌다고 게으른 것이 아니고, 말이 적어졌다고 단순히 사춘기 때문인 것도 아닐 수 있다. 지금 우리 아이의 마음이 휴식이 필요한지, 작은 성공이 필요한지, 아니면 이미 건강하게 움직이고 있는지 귀 기울여 들어봐야 한다.

과열된 아이에게는 "지금은 쉬어도 괜찮아", "너는 이미 충분히 잘하고 있어", "성적보다 네 마음이 더 중요해"라는 말이 필요하다. 녹슨 아이에게는 "이건 해볼 만한데?", "작은 것부터 시작해보자", "실패해도 괜찮아"라는 격려가 도움이 된다. 무엇보다 중요한 것은 다른 아이와 비교하지 않는 것이다. 엄마들 단톡방 이야기에 흔들리지 말고, 아이의 현재 감정 상태에 집중하자.

중학교 2학년 지유도 그런 아이였다. 예습과 복습은 물론이고 오답 노트까지 꼼꼼히 챙기며 성실하게 학원 수업도 따라갔다. 성적은 여전히 좋았지만, 어느 순간부터 말이 줄고 자주 아팠다. 칭찬이 부담이 되고, 점점 압박감을 느꼈다. 그러던 어느 날 처음으로 말했다. "엄마, 나 학교 가기 싫어."

엄마는 처음엔 당황했다. 성적도 좋은데 왜 갑자기 이런 말을 하는지 이해할 수 없었다. "그냥 힘든 시기니까 지나갈 거야"라고 생각했다. 하지만 지유의 상태는 점점 더 안 좋아졌다. 아침에 일어나지 못하고, 두통과 복통을 자주 호소했다.

결국 상담을 받게 되었고, 그제야 지유가 '과열' 상태라는 것을 알았다. 먼저 모든 학원을 중단했다. 처음엔 불안했지만, 지유에게 "지금은 쉬어도 괜찮다"고 계속 말해주었다. 성적이 떨어져도 괜찮다고, 건강이 더 중요하다고 반복해서 이야기했다.

한 달 정도 지나자 지유가 조금씩 변했다. 표정이 밝아지고, 가끔 친구들과 놀고 싶다고 말하기 시작했다. 3개월 후에는 "수학 문제집 하나만 사달라"고 먼저 말했다. 억지로 시킨 것이 아니라 스스로 하고 싶어했다. 6개월이 지난 지금, 지유는 자신만의 속도로 공부하고 있다. 성적은 예전만큼 높지 않지만, 스스로 계획을 세우고 꾸준히 해나간다. 무엇보다 "공부가 재미있어졌어요"라고 말한다. 지유 엄마는 이렇게 말했다. "성적이 조금 떨어져도 아이가 웃는 모습을 보니까 그게 더 중요하다는 걸 알았어요. 이제는 단톡방 이야기에 흔들리지 않아요"

잘하고 싶은 마음이 강한 아이일수록 자신을 더 다그친다. 지쳤을 때는 이미 오래전부터 스스로를 몰아붙여 왔을 가능성이 높다. 이럴 때 부모의 말 한마디가 큰 힘이 된다. 이런 말들은 아이에게 성과 없이도 충분히 사랑받을 수 있다는 믿음을 준다. 쉬는 것도 성장의 일부라고 생각하게 만든다.

아이의 삶은 짧은 경주가 아니라 긴 마라톤이다. 속도를 조절하고, 쉬고, 다시 움직이는 법을 익혀야 멀리 갈 수 있다. 부모의 역할은 아이를 더 빨리 달리게 하는 것이 아니라, 아이가 자기 속도와 리듬을 찾도록 돕는 것이다.

지금 우리 아이가 어떤 상태인지, 기계가 과열되어 멈춘 건지, 녹슬어 쉬고 있는 건지, 자기 속도로 잘 달리고 있는지, 천천히 그리고 따뜻하게 들여다보자. 아이가 보내는 작은 신호들은 도움을 요청하는 소중한 메시지다. 그 신호를 놓치지 않고 적절히 반응해주는 것이 부모가 줄 수 있는 가장 큰 선물이다.

5

"선생님이 무서워요"
- 권위적 관계에 대한 두려움

조심스레 진료실에 들어선 혜린이는 마치 발소리마저 숨기려는 듯 조용히 걸었다. 나와 눈을 마주치지 못한 채 바닥만 바라보며 겨우 입을 열었다. 손톱을 뜯는 조심스러운 손끝, 들릴락 말락, 떨리는 목소리는 시간이 지나도 여전히 긴장감 속에 머물러 있었다.

혜린이는 아침마다 울먹거리면서 학교에 가기를 거부했고, 며칠째 결석이 반복되자 부모는 걱정 끝에 병원을 찾았다. 1주일에 한 번씩 만났지만, 혜린이는 몇 개월째 같은 모습이다. 그러다 몇 개월이 지났을 때, 조심스럽게 한마디를 꺼냈다. "선생님이… 무서워요" 그 말 한마디 속에는 혜린이의 긴장과 불안, 그리고 말로 다 하지 못한 감정들이 숨어 있었다.

엄마는 당황했다. "담임 선생님은 정말 좋은 분인데? 한 번도 혜린이를 혼낸 적이 없어요. 오히려 조용한 아이라고 걱정해 주시는 분이에요. 같은 반 친구들도 담임 선생님을 정말 좋아해요" 실제로 담임선생님은 아이들에게 소리를 지른 적도 없고, 체벌을 하는 것도 아니었다. 다른 아이들은 선생님을 좋아했고, 학부모들 사이에서도 평판이 좋았다. 그런데 왜 혜린이만 무서워할까?

부모들이 흔히 놓치는 부분이 바로 이것이다. 아이가 느끼는 '무서움'은 어른이 생각하는 '무서움'과 다르다. 혜린이가 말한 '무서움'은 단순한 공포가 아니었다. 아이가 느끼는 '무서움'은 평가에 대한 불안, 실수에 대한 두려움, 부정적인 시선에 대한 경계심 같은 복합적인 감정이다.

"선생님이 뭔가 화난 것 같았어요. 혼난 적이 있는 것도 아니고, 내가 뭘 잘못한 것 같지도 않은데… 그냥 무서웠어요" 혜린이는 이렇게 말했다. 선생님의 말투, 표정, 분위기 하나하나가 아이에겐 심리적인 위협으로 다가왔던 것이다.

권위적인 분위기나 비언어적 단서 하나가 감수성이 예민한 아이에게는 큰 부담이 될 수 있다. 특히 눈치를 많이 보는 아이, 실수에 민감한 아이, 평소 완벽주의적인 기질이 있는 아이일수록, 교실은 끊임없는 평가의 공간처럼 느껴질 수 있다.

아이들은 교사의 말 한마디, 스쳐가는 눈빛 하나에도 민감하게 반응한다. "왜 이렇게 쉬운 걸 틀렸어?", "다시 해와" 같은 말이 지도와 격려의 의미로 던져질 때, 아이는 그 말의 '기분'을 먼저 느낀다. 교사가 의도한 말의 내용보다, 말이 전달된 '방식'이 아이의 마음을 흔든다.

초등학교 저학년과 고학년의 반응도 조금 다르다. 초등 저학년 아이들은 선생님을 부모와 비슷한 존재로 여기면서도 동시에 낯선 어른으로 느낀다. 그래서 선생님의 표정이나 목소리 톤에 더 예민하게 반응한다. "선생님이 나를 안 좋아하는 것 같아요"라고 말하며 울먹이는 경우가 많다. 반면 초등 고학년 아이들은 좀 더 구체적으로 표현한다. "선생님이 내 답만 안 봐주는 것 같아요", "틀리면 창피하니까, 그냥 말 안 할래요"처럼 평가와 비교에 대한 부담을 더 직접적으로 느낀다. 이 시기에는 친구들 앞에서 혼나는 것, 틀린 답을 말하는 것 자체가 큰 스트레스가 된다.

교사와 정서적인 거리감을 자주 느끼는 아동은 등교 거부 행동을 보일 확률이 높다. 교사의 훈육 방식이나 수업 분위기, 말투, 표정 등은 아이가 학교를 '안전한 공간'으로 받아들일 수 있는지에 결정적인 영향을 미친다. 특히 감정 표현이 서툴고 자기 비판적인 성향이 있는 아이일수록, 권위적인 관계에서 쉽게 위축되며, 그 불안을 신체 증상이나 회피 행동으로 표현하는 경우가 많다.

혜린이의 변화는 작은 것에서 시작되었다. 먼저 부모와 함께 혜린이의 마음을 천천히 들어보는 시간을 가졌다. '선생님이 무섭다고 느끼는 게 괜찮다'고 인정해 주었다. 그리고 담임선생님과 조심스럽게 대화를 나누었다. 선생님도 혜린이가 위축되어 있다는 것을 알고 계셨지만, 어떻게 접근해야 할지 고민이 많으셨다.

선생님은 혜린이에게 작은 변화를 시도하셨다. 교실에서 혜린이와 눈이 마주치면 따뜻하게 미소를 지어주시고, 혜린이가 조금이라도 대답을 하면 "고맙다, 말해줘서"라고 인정해주셨다. 틀린 답을 말해도 "괜찮아, 틀릴 수도 있어. 생각해본 게 중요해"라고 말씀하셨다.

2개월 정도 지나자 혜린이에게 작은 변화가 생겼다. "오늘 선생님이 웃어주셨어요"라고 말하며 조금씩 학교 이야기를 하기 시작했다. 4개월 후에는 선생님께 질문을 하나 했다고 자랑스럽게 이야기했다. 지금은 여전히 조용한 편이지만, 학교에 가는 것을 거부하지 않는다. 혜린이는 "선생님이 생각보다 무섭지 않아요"라고 말한다. 혜린이 엄마는 "처음엔 우리 선생님은 좋은 분인데 왜 그럴까 싶었는데, 이제는 아이가 느끼는 감정도 중요하다는 걸 알겠어요"라고 말했다.

아이들이 "선생님이 무서워요"라고 말할 때, 그 말 속에는 사실 '좋은 관계를 맺고 싶다'는 바람이 숨어 있다. 무섭다는 감정은 그만큼 그 관계가 아이에게 중요하다는 뜻이기도 하다. 나를 꾸짖는 사람이 아니라, 인정해주는 선생님을 만나고 싶은 마음, 그것이 아이의 진짜 마음이다.

부모가 할 수 있는 것들도 있다. 먼저 아이의 감정을 인정해 주는 것이다. "선생님은 좋은 분이야, 왜 그래?"라고 말하기보다는 "무서웠구나"라고 공감해 주는 것부터 시작하자. 그리고 집에서 선생님에 대한 긍정적인 이야기를 자연스럽게 나누어보자. "선생님이 너를 걱정해서 연락을 주셨어", "선생님이 네가 조용해도 착한 아이라고 하셨어" 같은 말들이 도움이 된다.

선생님과의 소통도 중요하다. 아이가 위축되어 있다는 것을 솔직하게 말씀드리고, 작은 관심과 격려를 부탁드리는 것이다. 대부분의 선생님들은 아이를 도와주고 싶어 하신다. 아이들은 혼나야 배운다는 방식보다는, '틀려도 괜찮다'는 분위기 속에서 더 깊이 배우고 자란다. 교사의 따뜻한 눈빛, 실수를 허용하는 분위기, "괜찮아, 틀릴 수도 있어"라는 한마디가 아이의 마음을 지탱해준다.

학교는 아이가 처음으로 가족이 아닌 사람과 관계를 맺는 공간이다. 그 안에서 아이는 '권위'라는 낯선 감정과 처음 마주한다. 그 관계가 아이에게 너무 벅차게 느껴질 때, 등교 거부는 그 부담을 말없이 표현하는 방식이 될 수 있다.

어른이 먼저 손을 내밀어 줄 때, 아이는 다시 관계로 한 걸음 다가올 수 있다. 아이가 실수해도, 불안해도 괜찮다고 느낄 수 있을 때, 아이는 다시 교실로 돌아갈 수 있다. 말보다 표정과 눈빛이, 지적보다 인정과 기다림이 아이를 변화시킨다.

6

"가족에게 무서운 일이 생길까 봐요"
– 분리불안 이야기

진료실 문 앞에서 정현이는 엄마의 손을 꼭 붙잡고 있었다. 눈가에 맺힌 눈물을 꾹 참고 서 있는 정현의 눈빛은 불안한 듯하다. 결국 엄마의 손을 놓지 못한 채, 정현은 엄마와 함께 진료실로 들어왔다. 올해 초등학교에 입학한 정현이는 아침에 눈을 뜨자마자 엄마를 찾기 시작했고, 학교에 가서는 "엄마가 보고 싶어요"라며 눈물을 흘린다고 했다. 그런 정현이가 걱정되어, 엄마는 병원을 찾았다.

초등학교 입학은 아이에게 첫 번째 '세상과의 만남'이다. 익숙하고 안전한 가정을 벗어나 처음으로 낯선 환경에 홀로 서는 경험이기도 하다. 학교는 단순히 공부를 배우는 곳이 아니다. 아이가 사회적 존재로 첫 발을 내딛는 공간이다. 이 시기에 아이들이 등교를 거부하는 가장 흔한 이유는 바로 '분리불안'이다.

특히 초등학교 1학년은 분리불안으로 인한 등교 거부가 가장 많이 발생하는 시기다. 초등학교 4학년, 중학교 1학년처럼 환경 변화가 큰 전환기에도 분리불안이 다시 증가하는 경향을 보인다. 학교라는 새로운 환경 자체가 아이들의 불안을 자극하는 요인이 되는 것이다.

부모들은 종종 묻는다. "유치원은 잘 다녔는데, 왜 초등학교에선 힘들어할까요?" 하지만 아이의 눈으로 보면, 유치원과 초등학교는 전혀 다른 세상이다. 유치원은 놀이가 중심이고, 선생님은 언제나 아이 곁에 있다. 초등학교는 정해진 시간표에 따라 움직여야 하고, 수업은 형식화되어 있으며, 혼자 책임져야 하는 일들이 갑자기 많아진다. 아이는 어느 순간 깨닫는다. '엄마는 여기 없고, 이 모든 걸 나 혼자 해내야 해' 이 깨달음은 곧 두려움이 되고, 그 두려움은 생존을 위협받는 것 같은 강한 불안으로 이어진다.

분리불안으로 인한 등교 거부는 단순히 '유치하다'거나 '응석 부리는 것'이 아니다. 아이의 뇌에서 실제로 일어나는 생물학적 반응과 깊이 연결되어 있다. 불안을 감지하는 뇌 부위는 위험 신호에 민감하게 반응하며 몸을 긴장 상태로 만든다. 성인보다 발달이 덜 된 아동의 뇌에서는 이 반응이 더 강하게 나타나기 쉽다. 아이는 실제로 신체적인 공포와 불안을 경험하고 있는 것이다.

"엄마가 보고 싶어요" 이 짧은 말 안에는 단순한 그리움을 넘어선 많은 감정이 담겨 있다. 낯선 환경에 대한 불안, 혼자 남겨졌다는 두려움, 엄마와 떨어진 사이 무슨 일이 생기진 않을까 하는 생존 본능적인 불안이 겹쳐 있다. 말로 다 표현하기 어려운 아이들은 그 불안을 신체로 표현한다. 아침마다 배가 아프다고 호소하고, 식탁 앞에서 입맛을 잃고, 교실 문 앞에 서기만 해도 눈물을 뚝뚝 흘린다. 매일 아침이 아이에게는 가슴 아픈 이별이고, 학교에서의 하루는 끝없는 긴장의 연속이다.

진료실에서 부모들은 조심스럽게 묻곤 한다. "혹시 우리 아이, 애착에 문제가 있는 건가요?" 모든 분리불안이 애착 문제에서 비롯되는 것은 아니다. 아이의 타고난 기질, 성격, 부모의 양육 방식, 가정의 정서적 분위기 등 여러 요인이 복합적으로 작용한다. 예를 들어, 부모가 지나치게 보호적이거나 불안을 많이 느낄 때, 또는 이사나 이혼 같은 가족 내 큰 변화가 있었을 때, 아이는 분리불안을 더 강하게 경험할 수 있다. 학교에서 또래 관계가 어렵거나 선생님과의 갈등 같은 부정적인 경험이 있는 경우에도 불안은 심화된다.

분리불안은 단지 심리적 약점이 아니다. 진화의 관점에서 보면, 어린 시절 부모로부터 떨어지는 것에 대한 불안은 생존을 위한 본능적 방어 기제였다. 실제로 7~9개월경 나타나는 낯가림 현상은 전 세계 모든 문화권에서 보이는 보편적 발달 특성이다. 이 반응이 생물학적으로 프로그래밍되어 있다는 뜻이다.

단, 이 불안이 언제까지, 얼마나 강하게 지속되느냐는 환경과 사회문화적 요인에 따라 달라진다. 현대 사회에선 분리불안이 더 오래 지속되는 경향도 보인다. 핵가족화, 사회적 연결망의 약화, 그리고

'헬리콥터 부모' 현상처럼 양육 환경이 변화하면서 아이들이 느끼는 불안이 길어지는 것이다.

분리불안과 애착 사이에는 밀접한 관계가 있지만, 흔히 생각하는 것처럼 단순히 '불안=불안정 애착'은 아니다. 안정 애착을 가진 아이도 새로운 환경에 적응하는 과정에서 일시적으로 강한 분리불안을 겪을 수 있다. 중요한 건 불안의 유무보다, 그 불안을 어떻게 다루느냐다.

정현이 엄마는 처음에는 당황스러웠다. "다른 아이들은 다 잘 다니는데 우리 아이만 왜 이럴까?" 하는 생각에 마음이 무거웠다. 하지만 상담을 통해 정현이의 불안이 자연스러운 반응임을 이해하게 되었다. 먼저 정현이의 불안을 있는 그대로 받아들이기로 했다. "학교 가기 싫어도 괜찮아. 엄마도 처음 직장 다닐 때 무서웠어"라고 말해 주었다. 그리고 선생님과 상의하여 점진적인 분리 연습 계획을 세웠다.

첫 주에는 정현이가 1교시만 참여하고 나머지 시간은 엄마와 함께 보내기로 했다. 엄마는 교실 문 앞 복도에서 기다렸다. 정현이는 수업 중에도 문밖을 힐끔힐끔 쳐다보며 엄마가 있는지 확인했다. '엄마가 여기 있어'라는 안정감이 정현이에게는 무엇보다 중요했다.

둘째 주에는 2교시까지로 늘렸다. 이번에는 엄마가 교실 문에서 조금 떨어진 복도 끝에서 기다렸다. 정현이는 쉬는 시간마다 뛰어나와 엄마를 확인하고 다시 교실로 들어갔다. "엄마, 정말 여기 있네!"라며 안도하는 정현이의 모습에 엄마도 마음이 뭉클했다.

셋째 주부터는 오전 수업을 모두 마치고 급식까지 먹어보기로 했다. 이때부터 엄마는 교실이 아닌 교문 근처에서 기다렸다. 처음에는 "엄마가 너무 멀리 있어요"라며 불안해했지만, 점심시간에 창문으로 교문을 바라보며 엄마를 찾는 것이 정현이만의 작은 의식이 되었다.

넷째 주, 드디어 정현이는 하루 종일 학교에 있을 수 있게 되었다. 하지만 여전히 엄마는 하교 시간 30분 전부터 교문에서 기다려주었다. "정현아, 정말 잘했어!"라고 안아주는 엄마의 품에서 정현이는 하루의 긴장을 풀어놓았다.

한 달 후 다시 찾은 진료실에서 정현이는 엄마 손을 잡지 않고도 의자에 앉을 수 있었다. "학교에서 민수랑 친구가 됐어요. 그런데 아직도 가끔 엄마가 보고 싶어요"라고 말하는 정현이의 얼굴에는 자신감이 보였다. "가끔 보고 싶은 건 당연한 거야"라고 엄마가 대답하자, 정현이는 안심한 듯 웃었다.

불안을 억누르거나 없애려 하기보다, 아이의 감정을 인정하고 함께 견뎌내는 것이 중요하다. 그렇게 함께 해주는 부모가 곁에 있을 때, 아이는 스스로를 믿고 낯선 세계에 천천히 발을 내디딜 수 있게 된다.

등교 거부는 떼를 쓰는 것도, 고집을 부리는 것도 아니다. 아이들이 낯선 세상을 향해 내미는 조심스러운 구조 요청이다. 이때 부모가 아이의 불안을 있는 그대로 이해하고, 곁에서 함께 걸어주는 든든한 안전기지가 되어줄 수 있다면, 아이는 두려움을 이겨내는 힘을 천천히, 그러나 단단하게 길러나갈 수 있다.

7

"학교에 가면 숨이 막혀요"
– 예기불안의 악순환 끊어내기

뭉크의 그림 〈절규〉를 본 적이 있나요? 입을 벌린 채 눈을 부릅뜨고, 붉게 뒤틀린 하늘 아래서 소리 없는 비명을 지르는 한 사람. 세상이 무너지는 듯한 공포가 몰려오는데, 아무도 그 곁에 없다. 예기불안을 겪는 아이들의 아침은 딱 그런 느낌이다.

아직 교문조차 지나지 않았는데도, 아이의 몸은 위기 상황에 처한 것처럼 반응한다. 가슴이 답답하고, 심장 박동은 빨라지고, 숨이 가쁘다. 병원에서는 "신체에 이상 없다"고 말하지만, 아이는 "그냥 숨을 쉴 수가 없어요. 정말 미쳐버릴 것 같아요"라며 주저앉는다. 이건 단순한 걱정이 아니라, '예기불안'의 전형적인 모습이다.

예기불안(anticipatory anxiety)은 아직 닥치지 않은 일을 예상하거나 상상하는 것만으로도 불안 반응이 일어나는 상태다. 학교에 도착하지도 않았는데, 교실에 들어서는 장면만 떠올려도 손에 땀이 나고 가슴이 두근거린다. 뇌는 실제 위협이 없음에도 경고음을 울리며 몸

전체를 비상 모드로 몰아넣는다. 아이의 몸과 마음은 '지금 당장 도 망쳐야 한다'는 메시지에 사로잡힌다.

불안은 집중력을 흐트러뜨리고, 실수를 유발하고, 사람들과의 관계 를 피하게 만든다. 그 결과 "나는 역시 안 돼", "또 실수했어"라는 부 정적인 기억이 쌓이고, 이 기억은 다시 불안을 키운다.

이 악순환을 끊지 않으면, 학교는 점점 '불안이 기다리는 장소'가 되 어버린다. 특히 발표, 시험, 친구 관계처럼 반복적으로 긴장을 불러 일으키는 상황이 있을 경우, 아이는 그 장면이 오기도 전에 몸부터 움츠린다. 불확실성이 클수록 불안은 더 커진다. 아이의 머릿속은 끝없는 시뮬레이션으로 가득하다.

오늘 선생님은 뭐라고 하실까. 친구가 또 그 말을 할까. 내가 틀리면 모두가 웃을까.
이런 걱정은 일어나지 않은 일을 수십 번 되풀이하게 만들고, 결국 그 상상만으로도 아침부터 입맛이 없고, 배가 아프고, 숨이 막힌다. 이럴 때는 '앞일을 미리 알려주는 것'만으로도 불안을 줄일 수 있다.

"10분 뒤에 출발할 거야. 오늘은 국어, 수학, 체육 수업이 있고, 점심 은 네가 좋아하는 김치볶음밥이래" 이처럼 구체적인 예고는 아이 마 음속에 가득한 '모르는 것들'을 하나씩 지워준다. 아침마다 "빨리 먹 어, 늦겠어!" 하고 다그치기보다, "이제 10분 남았네. 우리 3분 안에

양치하고 나가볼까?” 하고 타이머를 함께 보며 움직이는 게 낫다.

불안한 아침일수록 부모가 함께 움직여주는 시간이 아이를 안정시킨다. 아이는 불안을 말로 표현하지 못한다. “그냥 가기 싫어”, “속이 안 좋아” 같은 말 뒤에는 구체적인 감정이 숨어 있다. 그 감정을 끌어낼 수 있도록 감정 어휘를 건네주는 게 필요하다.

“오늘도 속이 좀 울렁거려?”, “혹시 어제 체육 시간 생각나서 걱정됐어?”, “마음이 좀 긴장돼서 그런 걸 수도 있어” 불안에 이름을 붙여주는 말은, 아이 마음속에 있던 ‘이유 모를 무거움’을 조금 가볍게 만든다. 말을 꺼낼 수 있다는 건 감정을 조절할 수 있는 출발점이 된다.

예기불안이 심한 아이에게 필요한 건 ‘잘 해내는 것’이 아니라 ‘해보는 것’이다. 말은 하지 못했지만 자리에 앉아 있었던 것. 칠판 앞에 나가진 못했지만 손을 들었던 것. 다음엔 그 손을 조금 더 들 수 있고, 언젠가는 한 마디쯤 말할 수도 있다.

중요한 건 그 작은 시도를 ‘성공’으로 인정해주는 것이다. “말은 못 했지만 오늘은 자리에 앉아 있었구나. 그거면 됐어” 이 말 한마디는 아이에게 커다란 안심이 된다. 불안을 겪는 아이는, 시도했다가 실패하면 더 무서울까 봐 아무것도 안 하게 되기 쉽다.

그리고 무엇보다, 숨을 쉴 수 있게 해주는 연습이 필요하다. "숨이 막혀"라고 말하는 아이에게 "괜찮아"만 반복하는 건 오히려 부담이 될 수 있다. 그보다는 실제로 몸이 반응할 수 있도록 도와주는 것이 중요하다.

"잠깐 여기 앉아서, 엄마랑 같이 숨 쉬어볼까?
코로 4초 동안 천천히 들이쉬고… (쉬이—)
입으로 6초 동안 아주 천천히 후— 불어보자."
복식호흡을 반복해서 연습해두면, '숨이 안 쉬어질 때는 이렇게 하면 돼'라는 신체적 대응법이 몸에 남는다. "엄마도 긴장되면 이렇게 숨 쉬어. 숨 쉬면 조금 나아질 수 있어" 이런 말은 아이가 불안을 견디는 데 아주 중요한 버팀목이 된다.

예기불안을 겪는 아이는 그 불안을 '느끼는' 만큼, 회복할 수 있는 감수성도 가진 아이다. 불안을 무조건 없애려 하기보다, 아이가 그 감정을 다루는 법을 배워갈 수 있도록 돕는 것이 어른의 역할이다. 불안은 아이를 망치는 감정이 아니라, 자신을 보호하려는 감정이다. 그리고 무엇보다 중요한 건, 아이가 그 감정을 말할 수 있도록, 숨 쉴 수 있도록 곁에서 같이 있어 주는 어른이 있다는 것이다.

8

침대에서 일어날 수 없는 아이
: 우울증의 조기 신호

아침마다 아이를 깨우는 일이 점점 더 어려워진다. 처음엔 단순히 피곤한 줄 알았다. 늦게 자서 그런가 보다, 시험 준비로 스트레스를 받는 것 같다는 말로 부모는 스스로를 안심시켰다. 하지만 어느 날부터인가 아이는 침대에서 일어나는 것조차 힘들어했고, 책상 앞에 앉기까지 한참이 걸렸다. 아무 일도 하지 않았는데도 금세 지치고, 말수는 줄어들고, 한숨은 늘어났다. 그러는 아이를 바라보며 부모의 마음엔 불안과 답답함이 쌓여간다. "사춘기가 되더니 게을러졌어요" 진료실에서 자주 듣게 되는 말이다.

아이들의 우울은 어른과는 다른 얼굴을 하고 나타난다. "나 우울해" 라고 말하는 대신, 그냥 몸이 아프다고 하고, 짜증이 늘고, 예전처럼 웃지 않는다. 친구들과 노는 것도 귀찮아지고, 좋아하던 일에 대한 관심도 서서히 사라진다. 밖으로는 잘 보이지 않는 감정이 조용히, 그러나 분명히 아이를 잠식해간다. 부모 입장에서는 그저 의욕이 없는 듯하고, 사춘기 특유의 반항처럼 보일 수도 있다. 하지만 그 변화는 마음속에서 검은 기운이 자라나고 있다는 조용한 신호일지 모른다.

우울이라는 단어가 아직 아이와 거리가 먼 단어처럼 느껴질 수 있다. 하지만 아이들 역시 슬픔과 외로움, 지침과 허무함을 느낀다. 다만 그것을 말로 표현하는 법을 아직 배우지 못했을 뿐이다. 아이는 몸이 아프다고만 말한다. 머리가 아프고, 배가 아프고, 이상하게 힘이 없다고 한다. 책상에 앉으려면 눈물이 나고, 아무도 자기를 이해하지 못할 것 같다는 생각이 든다. 좋아하던 게임도 시시하고, 친구들 사이에 있어도 어딘가 외롭다. 그 모든 감정이 한꺼번에 밀려올 때, 아이는 그 무게를 감당하지 못해 침대 속으로 숨어든다.

이 시기의 아이는 흔히 '게으르다', '의지가 없다'는 말을 듣는다. 하지만 실제로는 에너지가 고갈된 상태에 가깝다. 마음이 지쳐 있고, 일상적인 동작조차 버겁게 느껴진다. 누군가는 "그냥 일어나서 씻고, 가서 앉기만 하면 되는 일"이라고 말하겠지만, 지금 이 아이에게는 그 모든 과정이 한 걸음 한 걸음 계단을 오르는 일처럼 느껴진다. 몸이 무겁고, 생각이 느려지고, 세상이 나를 향해 닫혀 있는 것 같다. 누군가 "빨리 일어나라"고 다그치면 오히려 그 말이 마음을 더 깊이 가라앉힌다.

우울은 반드시 눈물로만 나타나지 않는다. 어떤 아이는 말수가 줄고, 어떤 아이는 짜증이 늘어난다. 평소보다 감정의 기복이 심해지고, 괜히 화를 내고, 혼자 있는 시간이 많아진다. 자주 배가 아프고, 잠이 많아지거나 반대로 잠을 잘 이루지 못한다. 집중력이 떨어지고, 흥미를 잃고, 말끝마다 "귀찮아"를 달고 산다. 그런 모습들을 부모는 종종 지나치거나 오해한다. "나태해졌다", "안 해서 그렇지, 못하는 건 아니다" 하지만 아이는 이미 스스로를 자책하고 있고, 그 마음을 말로 꺼내는 일조차 버거운 상태일 수 있다.

우울한 아이 곁에 있는 어른이 할 수 있는 일은 크지 않다. 그러나 분명히 필요한 일이 있다. 훈계나 조언보다 먼저 필요한 것은 관찰과 기다림이다. 평소와 무엇이 달라졌는지, 어떤 행동이 반복되고 있는지 천천히 지켜보아야 한다. 말수가 줄었는지, 친구 관계를 피하려 하는지, 일상에서 웃음을 잃었는지—그런 조용한 신호들을 민감하게 감지할 수 있어야 한다. 아이가 직접 말하지 않아도, 어른이 대신 그 감정을 언어로 빌려줄 수 있어야 한다. "요즘 힘들어 보여. 혹시 무슨 일이 있었니?"라는 말은 생각보다 큰 위안이 될 수 있다.

우울을 다룬 그림책 〈블랙독〉에서 저자는 우울증을 '검은 개'에 비유했다. 이유 없이 나타나 삶을 어둡게 만들고, 사람을 고립시키는 존재. 하지만 그 개는 사라지지 않는다. 대신 함께 걷는 법을 배우는 것이 필요하다고 말한다. 아이들의 우울도 그렇다. 없애야 할 것이 아니라, 이해하고 함께 걸어야 할 감정이다. 그 감정을 인정받고, 외면당하지 않았을 때, 아이는 점차 검은 개를 따라 걸을 수 있게 된다. 그때부터 회복은 시작된다.

우울은 무너짐의 끝이 아니라, 회복이 시작되는 첫 번째 신호일 수 있다. 아이가 보내는 그 신호를 놓치지 않기 위해, 어른의 감각이 필요하다. 왜 그러느냐고 다그치기보다, 곁에 있어주는 일. 일어나기를 기다리기보다, 침대 곁에 함께 앉아주는 일. 때로는 그 한 걸음이 아이를 다시 세우는 출발점이 된다.

9

지루함을 못 참는 아이
– 도파민 중독 사회에서 길을 잃는 아이들

"학교에 가면 제가 하고 싶은 것을 못하잖아요. 그 시간이 너무 힘들어요."

아이는 담담하게 말했다. 억지로 일으켜 세우려 해도 소용없었다. 다시 이불 속으로 파고들며 덧붙인다. "가봤자 아무 의미가 없어요. 수업도, 친구도, 그냥 다 지루해요"

예전 같으면 일시적인 권태나 귀찮음으로 넘겼을 말이다. 하지만 요즘은 그렇지 않다. 이 말은 반복해서 진료실에 등장하고, 단순한 푸념을 넘어 학교 자체를 거부하는 신호로 이어지곤 한다. 수업 시간에 조퇴를 요청하고, 조퇴가 받아들여지지 않을까 봐 불안해 자해까지 시도하는 아이도 있다. 수업을 참고 듣는 것이 너무 어렵다며, "내 마음대로 할 수 있는 게 없어서요"라는 말을 남기고 학교를 떠나는 아이도 있었다. '지루하다'는 말은 지금 아이들에게 단순한 기분이 아니라 감정의 구조이고, 신체 반응이며, 어떤 아이들에게는 도저히 참을 수 없는 고통의 형태이기도 하다.

지루한 걸 못 참는 아이들, 학교가 선택사항처럼 느껴지는 사회 분위기, 그리고 도파민 중독이라는 개념. 이 셋은 따로 떨어진 것이 아니다. 지금 우리가 마주하고 있는 교육 현실 속에서 서로 연결되어 있다. 예전엔 누구나 어느 정도 학교가 재미없다고 느꼈고, 그래도 참고 다니는 것이 당연하게 여겨졌다. 하지만 지금은 다르다. 아이의 뇌가, 감정이, 반응 방식이 달라졌다. 디지털 기기와 유튜브, 짧고 강한 영상, 빠른 보상이 주어지는 게임에 익숙한 뇌는 느리고 반복적인 자극에 둔감해지고, 지루함을 견디는 인내심은 약해졌다. 학교는 기다려야 하고, 바로 보상이 오지 않으며, 같은 내용을 반복해서 듣고 또 들어야 하는 곳이다. 바로 이 지점에서 충돌이 일어난다.

도파민은 기대와 보상에 작용하는 뇌 속의 신경전달물질이다. 강한 자극이 반복되면 도파민 회로는 점점 더 큰 자극을 요구하게 된다. 점점 강한 자극만을 반응의 대상으로 삼고, 평범한 자극에는 아무런 느낌도 들지 않는다. 아이들은 "공부 열심히 해도 뭐가 바뀌는지 모르겠어요.", "왜 가야 하죠?"라고 말한다. 이 질문은 공부에 대한 회의감만이 아니라, 자신의 뇌가 학교라는 환경을 견딜 수 없는 상태에 이르렀음을 표현하는 말이기도 하다. 학교는 즉각적인 보상이 주어지지 않고, 천천히 흘러가는 시간 속에서 스스로 동기를 유지해야 하는 공간이다. 그런데 지금 아이들의 뇌는 이미 수많은 빠른 보상에 길들여져 있고, 그 속도 차이는 감정적으로 큰 충돌을 불러온다.

한 중학생 아이는 "학교에 가면 숨이 막혀요"라고 말했다. 겉으로 보기엔 친구 관계도 괜찮고 성적도 나쁘지 않았지만, 매일 아침 등교 시간이 다가오면 심한 두통과 피로를 호소하며 침대에서 일어나지 못했다. 알고 보니 아이는 하루 대부분의 시간을 유튜브, 틱톡, 게임, 짧은 영상 콘텐츠로 보내고 있었다. 말 그대로 자극 과잉의 상태였다. 그 상태에서 학교의 느리고 반복적인 구조는 감각적으로 도저히 감당할 수 없는 공간이 되어버린 것이다. 이 아이에게 학교는 더 이상 일상의 일부가 아니라, 불편하고 불쾌한 자극이 가득한 장소로 전환되어 있었다.

치료는 '지루함을 견디는 연습'에서부터 시작했다. 미디어 사용을 줄이고, 짧은 독서나 산책, 일기 쓰기처럼 자극이 낮은 활동을 조금씩 일과에 배치했다. 처음에는 불안이 더 심해졌다. "이거 왜 해야 돼요?", "재미없어서 못 하겠어요" 아이는 불편함을 견디지 못하고 자리를 피하려 했다. 하지만 멈추지 않고 계속 반복하자, 조금씩 변화가 생겼다. 일상의 속도에 익숙해졌고, 기다리는 시간이 줄어들었고, 결국 아이는 이런 말을 했다. "요즘은 그냥 친구랑 도시락 먹는 시간이 좋아요. 아무 일도 안 해도 괜찮은 느낌이 들어요" 이전에는 아무 의미도 없다고 여겼던 시간이, 이제는 가장 편안한 순간이 된 것이다.

아이에게 필요한 것은 더 강한 자극이 아니라, 지루함을 견딜 수 있는 감정의 내구성이다. 이 능력은 타고나는 것이 아니라, 훈련으로 길러진다. 지루함은 불필요한 감정이 아니라, 스스로의 내면과 만나는 시간이기도 하다. 부모가 아이의 "지루해요"라는 말에 불안해하며 즉각적인 자극을 제공하는 방식으로 반응한다면, 아이는 결국 불편함을 피하는 법만 배우게 된다. 하지만 "조금 지루해도 괜찮아", "그 기분을 그냥 한참 느껴보자", "지루함이 지나면 재미있는 게 따라올 수도 있어"라는 말로 다가간다면, 아이는 그 감정을 스스로 감당하는 힘을 서서히 키울 수 있다.

학교는 여전히 기다림의 공간이다. 시험은 몇 달 뒤에 있고, 과제의 보상은 천천히 온다. 바로 칭찬받지도 않고, 늘 비슷한 하루가 반복된다. 이런 학교의 리듬은 지금의 아이들에게 불편하고 무의미하게 느껴질 수 있다. 하지만 그 속도를 견디는 힘, 지루함을 감당하는 감정의 내성은 결국 삶 전체를 지탱해줄 자원이 된다. 지금 아이들은 지루함을 견디는 법을 잊은 세대다. 어쩌면 그것은 어른들이 아이에게 너무 많은 자극을 제공하며 '지루함 없이 자라는 환경'을 만들어버린 결과일지도 모른다. 학교가 힘든 이유가 단지 공부 때문만은 아닐 수 있다. 그 공간의 느린 속도와 반복되는 리듬, 그리고 자극이 적은 환경을 감당하지 못하는 아이의 신호를 우리는 얼마나 민감하게 듣고 있는가.

10

학교 거부 행동, 단계별로 이해하기
: 회피에서 저항까지

처음부터 단호하게 "학교 안 갈래!"라고 외치는 아이는 많지 않다. 대부분은 아주 작은 신호로 시작한다. 아침마다 짜증을 내고, 평소보다 밍기적거리며 준비를 미루고, 밥을 먹다 말고 한숨을 쉰다. 가방을 챙기던 손이 멈추고, 양말을 신다 말고 소파에 주저앉는다. 부모는 다그치고, 아이는 울거나 버럭 화를 낸다. 그러다 결국 등교를 하긴 하지만, 다음 날 아침이면 다시 똑같은 상황이 반복된다. 말 그대로 전쟁이다.

이런 '가기 싫음'은 단지 하루 기분의 문제가 아니다. 아이의 마음속에서 그 감정은 점점 뿌리를 내리고, 어느새 등교 준비라는 일상의 모든 흐름을 방해하기 시작한다. 처음에는 겨우겨우 학교에 가던 아이가 차츰 조퇴를 요청하고, 조퇴가 잦아지면 결석으로 이어지고, 결국 침대에서 일어나는 것조차 어려워진다. 어떤 아이는 학교를 생각만 해도 눈물이 나고, 어떤 아이는 "다시는 학교 얘기하지 마"라고 말하며 방문을 걸어 잠근다. 이 모든 과정은 어느 날 갑자기 생겨나는 것이 아니라, 서서히 마음 안에서 자라난다. 등교 거부는 회피에서 저항, 그리고 단절로 이어지는 하나의 연속선 위에 놓여 있다.

처음엔 작고 잦은 회피의 신호로 시작된다. 아침마다 아이는 눈에 띄게 예민해지고, 일어나 씻고 옷을 입는 일련의 과정이 길고 더디다. 등교 준비를 하다 말고 멍하니 있거나, 사소한 일에도 쉽게 토라진다. 하지만 막상 학교에 도착하면 특별한 문제 없이 하루를 보내고 돌아온다. 그래서 부모는 혼란스럽다. 정말 학교가 싫은 걸까, 아니면 단지 아침이 힘든 걸까. 그러나 이 시기 아이는 이미 학교에 대한 심리적 불편감을 느끼기 시작한 상태다. 스스로 그 감정을 정확히 알지 못하기에, 말 대신 몸과 행동으로 표현할 뿐이다.

이어서 나타나는 것은 신체 증상이다. 아이는 학교에 가긴 하지만 수업 중에 배가 아프다거나 머리가 아프다고 호소하며 보건실을 자주 찾는다. 조퇴를 요청하거나, 교실에 들어가지 못하고 교문 앞에서 울음을 터뜨리기도 한다. 몸이 학교를 위협적인 공간으로 인식하기 시작한 것이다. 이 시점에서 불안과 스트레스는 더욱 강해지며, 그 감정은 자연스럽게 몸을 통해 표현된다. "학교에 가면 괜찮다"는 말은 꼭 사실이 아닐 수 있다. 아이는 학교에 가지 못하는 것이 두렵고, 동시에 학교에 가기 싫다고 말하는 것도 무섭다. 그 복잡한 마음은 종종 이해하기 어려운 행동으로 나타난다.

주말이나 연휴가 지나고 맞이하는 월요일 아침이 유독 더 힘들게 느껴질 때, 아이의 상태는 한 걸음 더 나아간다. 학교로 돌아가는 데 이틀, 사흘이 걸리기도 하고, 쉬는 날이 길수록 다시 적응하는 데 더 많은 에너지가 든다. 휴식 뒤 찾아오는 긴장은 마음이 여전히 학교를 안전한 공간으로 받아들이지 못하고 있다는 뜻이다. "오늘 하루만 더 쉬면 안 될까?"라는 말은 단순한 귀찮음이 아니라, 자신을 보호하려는 본능적인 방어 반응일 수 있다.

조퇴와 결석이 반복되기 시작하면, 이제 등교 자체가 불규칙해진다. 학교에 가는 날보다 가지 않는 날이 많아지고, 처음에는 간헐적이던 회피가 점차 패턴처럼 굳어진다. 학교는 점점 더 낯설고 무서운 곳이 되어가고, 아이는 '가야 한다'는 의무감과 '가기 싫다'는 감정 사이에서 매일같이 싸운다. 하지만 시간이 지날수록 감정 쪽으로 기울게 된다. 이때 아이에게 "이렇게 가기 시작하면 계속 못 간다"는 식의 압박을 주는 것은 위험하다. 아이는 이미 충분히 힘든 싸움을 치르고 있고, 그 안에서 버텨내고 있는 중이다.

마침내 침대에서 일어나는 것조차 어려워지는 시기가 온다. 장기적인 등교 거부 상태다. 외출 자체를 거부하고, 친구와의 관계도 끊기고, 책상 앞에 앉기만 해도 눈물이 난다. 사소한 일에도 짜증이 폭발하고, 모든 일에 의미를 잃은 듯 무기력하다. 이쯤 되면 학교에 대한 두려움은 단순한 불편이 아니라, 아이의 자존감과 정체성을 위협하는 감정으로 바뀐다. 흔히 '게으르다', '의욕이 없다'는 오해를 받지만, 실제로는 에너지가 고갈된 상태에 가깝다. 마음이 너무 지쳐버려 이제는 시도조차 할 수 없는 것이다.

이처럼 등교 거부는 어느 날 갑자기 시작되지 않는다. 늘 그 전조는 존재했고, 마음은 계속해서 신호를 보냈다. 그리고 그 신호는 대부분 작고 사소했다. 중요한 건, 그 신호를 얼마나 민감하게, 얼마나 빠르게 알아채느냐다. "이 정도는 누구나 겪는 일이야", "다들 학교 가기 싫어하지만 참고 가잖아"라는 말은 아이의 신호를 무시하게 만들고, 마음의 문을 더 굳게 닫게 한다. 아이들은 학교가 '싫어서' 못 가는 것이 아니라, 그 안에서 감당하기 어려운 감정이 있기 때문에 가지 못하는 것이다. 그 감정을 알아채고, 들어주는 사람이 곁에 있을 때 아이는 다시 일어설 수 있다.

회피도, 조퇴도, 결석도 모두 마음이 보내는 구조 요청이다. 그 목소리를 놓치지 않고 귀 기울이는 일이, 아이가 다시 학교를 향해 마음을 열기 시작하는 출발점이 된다.

등교 거부의 4단계

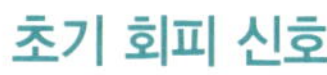 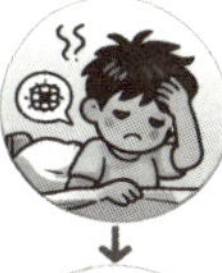

초기 회피 신호   아이는 아침에 짜증을 표현하고 준비를 미룬다

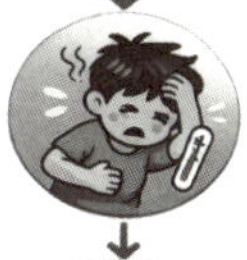

신체 증상 호소   아이는 복통과 두통을 호소한다

조퇴 · 결석의 반복   아이의 등교가 불규칙해진다

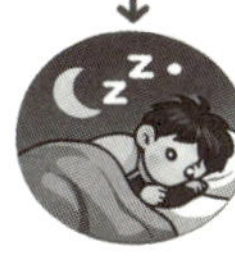

등교 단절 상태   아이는 침대에서 일어나기를 거부하고 친구와 단절된다

Part 2

아이를 둘러싼 세계가
너무 힘들 때

"학교라는 공간이 위험지대가 되어버린 아이들"

진심 어린 질문 하나,
"너 요즘 마음은 어때?"라는 말이
아이가 포기하고 싶던 오늘을 구할 수도 있다.

| 1 |

보이지 않는 폭력:
따돌림, 사이버 괴롭힘, 그리고 학교폭력

신문을 펼치면 어김없이 마주치게 되는 네 글자, 학교폭력. 짧은 단어 속에는 한 아이의 무너진 일상과, 걱정에 잠 못 이루는 부모의 밤, 그리고 우리가 애써 외면해 왔던 현실이 고스란히 담겨 있다. 아침마다 "학교 가기 싫다"며 배가 아프다고 호소하는 아이. 점심시간이면 화장실에 숨어 혼자 도시락을 먹는 작은 뒷모습. 친구들의 단톡방에서 자신만 빠진 채 이어지는 대화. 복도를 걸을 때마다 뒤에서 들려오는 속삭임과 킥킥거리는 웃음소리. 집에 돌아와서도 스마트폰 알림음에 움찔하는 마음. 부모도 예외는 아니다.

아이의 변화를 눈치채면서도 "괜찮을 거야"라는 말만 되풀이하며 속으로는 애가 탄다. 담임선생님께 상담을 요청해야 할지, 혹시 아이가 더 상처받지는 않을지 밤마다 망설인다. 심지어 '혹시 우리 아이가 누군가를 괴롭히고 있는 건 아닐까' 하는 두려움까지 스며든다. 우리가 무심히 넘겼던 기사 몇 줄 속에는 이처럼 복잡하고 아픈 이야기들이 촘촘히 숨어 있다. 그렇게, 말 없는 폭력에 시달리다 끝내

학교에 가지 못하는 아이들이 점점 늘어나고 있다.

초등학교 5학년 이준이는 수줍음이 많고 조용하지만, 상대를 잘 배려하는 아이였다. 어릴 때부터 한 동네에 오랫동안 살아왔고, 친구들과 소소하게 어울리며 지내왔다. 하지만 아빠가 직장을 옮기게 되면서 이사를 하게 되었고, 원치 않게 전학을 오게 되었다. 문제는 학교를 옮긴 후부터 친구들과 어울리는 것이 어려워졌다. 쉬는 시간이면 대화를 나눌 친구가 없어 책을 보면서 시간을 보냈는데, 그저 낯설기 때문이라 생각했다. 쉬는 시간마다 혼자 있는 이준이를 걱정한 어머니는 선생님께 상담을 요청했고, 선생님은 "금방 적응할 거예요"라고 말했다. 그러나 시간이 지나도 상황은 나아지지 않았다.

아이들이 이준이에게 말을 걸지 않았고, 이준이가 말을 걸어도 대답은 짧거나 무시로 돌아왔다. 이렇다 할 특별한 이유도 없이 점차 교실 속 이준이의 자리는 사라지고 있었다. 어느 순간부터 이준이는 급식을 먹지 않고 교실에서 시간을 보내는 날이 늘어갔다. 겉으로도 변화가 보이기 시작했는데, 점점 말수가 줄고, 눈을 자주 깜박이며 불안해하는 모습을 보였다.

엄마가 물어보면 "괜찮아"라고 대답했지만, 밤마다 이불을 뒤척이며 잠 못 이루고, 가끔은 눈가가 벌겋게 달아오른 채 말없이 고개를 돌리곤 했다. 소리 내 울지는 않았지만, 무언가 꾹꾹 눌러 담은 듯한 그 얼굴에서 분명 괜찮지 않다는 게 느껴졌다.

결정적인 계기는 단체 채팅방에서 벌어졌다. 반 아이들이 모여있는 단톡방에서 이준이를 슬쩍 조롱하는 말이 오가기 시작했다. 처음엔 "이준이 말 너무 느려 ㅋㅋ" 같은 농담처럼 시작되었지만, 이내 "우리 반에 이준이 빼면 안 되냐"는 말까지 나왔다. 메시지 하나하나는 작았지만, 그것들이 쌓여 이준이의 마음을 무겁게 짓눌렀다. 다른 아이들은 직접적인 욕을 하진 않았지만, 누구도 이준이를 도와주지 않았다. 이준이는 자신의 편이 아무도 없다는 생각에 더 깊은 상처를 받았고, 학교에 가는 것이 너무나 괴로웠다.

일어나기 힘든 아침, 밥을 삼키기 어려운 점심, 친구들 속에 있는 것이 더 외롭게 느껴지는 시간. 아이들이 모여서 웃는 모습을 보면, 나의 이야기를 하며 비웃는 것처럼 느껴졌다. 결국 이준이는 병원 진료를 통해 '학교공포증' 진단을 받고 등교를 중단하게 되었다.

이준이에게 왜 이런 상황이 일어났을까? 단순히 한 아이의 성격이 소극적이거나 적응을 어려워 했기 때문만은 아니다. 오히려 아이의 문제보다 우리 사회에 만연한 구조적인 문제들과 더 깊이 연결되어 있다. 단체 채팅방이라는 폐쇄적이고 비대면적인 공간, 직접적인 폭력은 줄었지만 대신 자리를 잡은 은근한 괴롭힘, 그리고 피해자가 도움을 요청하기에는 너무 미묘하고 애매한 상황들이 복합적으로 얽혀있다. 거기에 더해서 아이들이 괴롭힘을 '느끼는' 순간의 기준이 어른들 입장에서 '괴롭힘'이라고 인정하지 않는 것이 도움을 요청하지 못하는 이유 중 하나이다.

"말투가 좀 그랬겠지", "그럴 의도는 아니었을 거야"라는 말은 피해 아동에게 이중의 상처를 준다. 부모의 반응에 아이가 느끼는 건 "나는 분명히 아팠는데, 아무도 그게 아프다고 인정해 주지 않아"라는 소외감이다. 고립되고 있다는 느낌은 단순히 친구들과의 관계에서만 오는 것이 아니다. 어른들조차 자신을 믿지 않고, 도와주지 않을 것 같다는 생각이 아이를 더욱 외롭게 만든다.

학교폭력은 점점 눈에 띄지 않는 방식으로 진화하고 있다. 직접적인 신체 폭력보다, 보이지 않는 심리적 고립과 배제가 늘어나고 있다. 이로 인한 깊은 상처는 자존감, 사회성, 학습 능력, 심지어 신체 건강에까지 영향을 미친다. 괴롭힘이 '사라졌다'고 말할 수 없는 이유는, 여전히 많은 아이들이 '보이지 않는 폭력' 속에서 조용히 무너지고 있기 때문이다.

이런 현실에서 필요한 것은 단순한 가해자 색출이나 피해자 보호를 넘어, 교실이라는 공간 안에서 관계의 구조를 다시 들여다 보는 일이다. 아이들이 서로를 존중하며 건강한 관계를 맺는 방법을 배울 수 있도록 돕는 감정 교육, 공동체 안에서 다름을 수용하는 문화를 키우는 일이 그 어느 때보다 절실하다. 그리고 무엇보다, 어른들이 아이들의 미세한 감정 변화에 더 민감해져야 한다. "그럴 수도 있지"라는 말보다는 "무슨 일이 있었는지 이야기해 줘"라는 한마디와 귀 기울여 들을 자세가 필요하다.

또한 부모뿐만 아니라 아이를 둘러싸고 있는 환경의 구체적인 변화도 필요하다. 한 아이를 키우기 위해서는 온 마을이 필요하다고 하지 않던가? 학교에서는 매월 익명 설문조사를 통해 교실 내 관계 변화를 파악하고, 담임교사가 점심시간과 쉬는 시간의 관찰 기록을 정기적으로 남겨야 한다. 학급 내 '관계 지킴이' 제도를 도입해 또래 간 조력과 상담을 활성화할 수도 있다.

교육 과정에는 주 1회 '감정 표현 시간'을 포함해 아이들이 자신의 감정을 표현하는 기회를 주고, 다양성 존중 교육을 통해 '다름'을 받아들이는 문화를 만들어야 한다. 또한 디지털 시민성 교육을 통해 온라인 공간에서도 책임 있는 언어와 행동을 익히게 해야 한다. 가정과 지역사회 차원에서는 부모 대상 '아이 마음 읽기' 교육 프로그램을 확대하고, 학교폭력 예방을 위한 지역사회 네트워크를 촘촘히 구축해야 한다. 상담 전문가와 학교 간의 연계 시스템도 강화해, 위기 상황에서 즉각적인 개입이 가능하도록 해야 한다.

진심 어린 질문 하나, "너 요즘 마음은 어때?"라는 말이 아이가 포기하고 싶던 오늘을 구할 수도 있다. 우리 사회가 그런 질문을 건넬 수 있는 어른들로 조금 더 채워진다면, 이준이 같은 아이들은 더 이상 '혼자' 무너지지 않을 것이다.

2

말하는 게 너무 어려워요
– 선택적함구증

조심스러운 노크에 아이가 들어오고 잘 지냈어라는 가벼운 인사에
도 반응하지 않는다. "민서야, 잘 지냈어?" 먼저 인사를 건네 보지만
침묵만 돌아온다.
민서와 만난 지도 벌써 7개월째다.

초등학교 2학년 민서는 선택적함구증이다. 처음 만났을 때는 낯을
가리는 건지 불분명했지만, 시간이 지날수록 분명해졌다. 학교에서
도 친구들에게 말을 하지 않지만, 집에서는 전혀 다르게 행동한다.
집에 친구들을 초대하거나 가족과 함께 있을 때는 웃고, 떠들며 대
화하는 모습을 보인다. 하지만 집 외의 다른 환경에서는 전혀 목소
리를 내지 않는다. 민서의 마음속에는 매번 같은 갈등이 반복된다.
'대답하고 싶은데… 왜 목소리가 나오지 않을까?' 친구들이 다가올
때마다 가슴이 두근거리고, 입술이 굳어진다. 말해야 한다는 압박감
이 클수록 더욱 침묵 속으로 숨어든다.

민서의 집에서는 활발하게 웃고 떠드는 모습을 자주 볼 수 있었다. 하지만 학교에 가는 날이 다가올 때마다, 민서의 마음속에는 큰 불안이 밀려왔다. 아침마다 일어나서 등교 준비를 하던 민서는 점점 더 힘들어했다. "학교 가기 싫어"라고 말로 시작한 민서의 불편감은 점점 커졌다. 심지어 학교에 가는 것 자체가 두렵고, 무섭다고 했다. 학교에서 친구들과의 소통은 물론, 선생님과의 상호작용조차 피하고 싶어 했다.

민서의 선택적함구증은 단순히 말하지 않으려는 것이 아니라, 학교라는 환경에서 느끼는 강한 불안과 두려움의 결과였다. 말해야 한다는 압박감은 민서를 더욱 숨죽이게 만들었다. 친구들에게 말해야 할까, 해야 한다면 어떻게 해야 할지 두려운 마음에 학교에 가는 것 자체가 힘든 일이 되었다. 아침마다 몸이 무겁고, 발걸음이 느려졌다. 결국, 민서는 "오늘도 학교에 가고 싶지 않아"라는 생각이 온몸을 억누르는 날들이 많아졌다.

선생님은 민서의 모습을 잘 알고 있었고, 민서의 변화 가능성을 믿었다. 처음에는 민서가 말하지 않는 것이 단순히 낯설어서일 것이라 생각했다. 그러나 7개월이 지나면서 선생님은 민서가 선택적으로 말을 하지 않는다는 사실을 확신하게 되었다. 민서가 학교에서 말하지 않거나 교사와 친구들과의 상호작용을 피하는 이유가 단지 낯설다는 점 때문만은 아니라는 사실을 확인할 수 있었다. 민서에게 학교는, 불안과 두려움을 말로 표현할 수 없는 공간이자, 또 다른 불안을 초래하는 장소였다. 그때부터 민서를 돕기 위한 방법을 찾기 시작했다.

적극적인 선생님은 먼저 연락을 주거나 같이 오기도 한다. 민서의 담임 선생님은 어머니와 함께 병원에 내원하였다. 민서는 말하지 않는 것이 아니라, 말을 할 수 있는 환경에서만 말한다는 점을 고려해, 학교와 가정에서 함께 점진적 노출 방법을 설명 후 시도해보기로 했다. 민서가 집에서 친구들과 놀며 말을 할 수 있을 때, 이를 학교 환경에 점차 확장시킬 수 있도록 돕기로 했다.

어느 날, 선생님은 민서의 집에서 친구들과 노는 모습을 담은 동영상을 친구들에게 보여주었다. 그 영상은 민서가 친구들과 함께 웃고 떠들며 놀이를 즐기는 모습을 보여줬다. "우와, 민서가 이렇게 재미있게 놀 수 있구나!", "민서 목소리가 이렇게 예쁘네!" 친구들은 놀라워 했다. 선생님은 민서가 말하지 않더라도, 친구들과 교감하고 싶어 한다는 사실을 전달하고자 했다. 이 영상을 본 친구들은 민서가 말하지 않는 이유를 조금 더 이해하게 되었고, 그 후 민서에게 다가가는 방법을 바꾸었다. 이전에는 민서에게 말을 거는 것을 두려워하거나 무시했던 친구들이 이제는 민서에게 조금 더 따뜻하게 다가가기 시작한 것이다.

친구들은 민서가 말하지 않더라도, 자신이 민서와 친구로 지내고 싶다는 마음을 자연스럽게 표현했다. "민서야, 오늘 점심 같이 먹을

래? 대답 안 해도 괜찮아. 그냥 고개만 끄덕이면 돼" 민서는 처음에 여전히 말을 하기 어려워했다. 하지만 마음속으로는 친구들의 따뜻함을 느끼고 있었다. '이 친구들은 나를 이해해 주려고 하는구나' 친구들이 민서에게 말을 강요하지 않고, 조심스럽게 다가가자 민서는 점차적으로 그들의 마음을 받아들이기 시작했다.

선생님은 민서가 말할 수 있도록, 친구들과의 소그룹 활동을 통해 점진적으로 말할 기회를 마련해 주었다. 먼저 민서와 가장 친한 친구 한 명과 함께 그림 그리기 활동을 했다. 그다음에는 두 명, 세 명으로 점차 늘려갔다. 민서는 처음에는 손짓이나 눈빛으로만 반응했다. "빨간색 크레파스 좀 줄래?" 친구가 물었을 때, 민서는 조용히 크레파스를 건네주었다. "고마워, 민서야!" 친구의 환한 미소에 민서도 살짝 미소를 지었다.

몇 주 후, 드디어 민서에게 작은 기적이 일어났다. 친구가 그림을 그리다 실수를 했을 때, 민서가 작은 목소리로 속삭였다. "지우개…" 친구들은 너무 놀라서 잠시 멈췄다가, 곧 환한 미소를 지었다. "민서 목소리다! 정말 예쁘다!" 그 순간 민서의 뺨이 빨갛게 달아올랐지만, 이상하게도 기분이 좋았다고 한다. '말해도 괜찮구나. 친구들이 나를 이상하게 보지 않는구나' 친구들은 민서의 작은 변화에도 큰 격려를 보냈고, 민서는 자신감을 얻었다. 점차적으로 민서는 한 단어, 두 단어로 대답하기 시작했고, 몇 달 후에는 짧은 문장으로 대화를 나누게 되었다. "민서야, 오늘 뭐 했어?", "그림… 그렸어요", "어떤 그림?", "꽃… 예쁜 꽃"

여전히 목소리는 작고 조심스럽지만, 민서는 이제 친구들과 대화하는 것이 두렵지 않다. 오히려 친구들이 자신의 말을 진심으로 들어주고 있다는 것을 느낀다. 민서는 점진적인 노출과 친구들의 이해, 선생님의 지지 덕분에 조금씩 말을 시작할 수 있었고, 학교에 대한 두려움도 덜어낼 수 있었다. 민서는 여전히 낯선 사람이나 환경에서는 말하기 어려워하지만, 이제는 학교에 가는 것을 그리 무서워하지 않았다.

선택적함구증과 등교 거부는 아이들이 사회적 환경에서 겪는 불안의 표현이자, 그 불안을 극복하는 과정이다. 민서와 같은 아이들에게 필요한 것은 강요가 아니라, 점진적인 변화의 기회와 따뜻한 이해이다. 그들이 말할 수 있는 환경을 만들어 주고, 천천히 자신감을 얻어갈 수 있도록 도와주는 것이 중요하다.

선택적함구증은 한 번에 극복되는 것이 아니라, 조금씩, 조금씩 변화가 일어나면서 치료가 된다. 민서는 7개월간의 침묵 끝에, 점진적인 노출과 친구들의 이해, 그리고 선생님의 지지가 함께 이루어졌을 때, 조금씩 말을 시작할 수 있었다. 지금도 민서는 완전히 회복된 것은 아니다. 새로운 환경이나 낯선 사람들 앞에서는 여전히 말하기 어려워한다. 하지만 민서는 이제 안다. 시간이 지나면, 이해해 주는 사람들이 있으면, 자신도 충분히 말할 수 있다는 것을. 그리고 무엇보다, 민서는 말하지 않는 것도 괜찮다는 것을 배웠다. 침묵도 소통의 한 방법이며, 자신을 있는 그대로 받아들여주는 사람들이 있다는 것을 알게 되었다.

의사로서의 처방은 단순했다. '빨리 말하게 하려 하지 말고, 말하지 않아도 안전한 공간을 만들어 주세요' 아이가 조용하더라도 곁에 있어주는 것, 대화를 강요하기보다 눈빛과 표정으로 반응해 주는 것, 그 작은 일들이 아이의 언어를 되찾는 시작이었다. 말은 스스로의 속도로 자라난다.
아이가 침묵 속에서도 사랑받고 있다는 확신을 가질 때, 그 마음이 언젠가 다시 목소리가 된다.

3

"나는 왜 다른 아이들과 달라요?"
– 다름을 느끼는 아이의 마음

드라마 〈정신병동에도 아침이 와요〉에서는 다양한 심리적인 어려움으로 고통받는 사람들의 이야기를 엿볼 수 있다. 12화에는 비행기 조종사가 되고 싶은 경계선 지능을 가진 병희가 등장한다. 병희는 어렸을 때 부모님과 함께 비행기를 탔던 순간이 인생에서 가장 행복했기에, 파일럿이 되는 꿈을 키워왔다. 하지만 반 아이들은 병희의 진심어린 꿈을 농담처럼 여기며 놀린다.

병희는 비행기 조종사의 꿈을 지키고자 일반 고등학교 진학을 포기하지 못했고, 결국 진학한다. 아이는 익숙하지 않은 환경 속에서 혼란을 겪으며 질문한다. "엄마, 왜 나는 다른 애들이랑 달라?" 이 장면은 우리 주변에서도 흔히 마주하는 '다름'의 문제를 조명한다. 지능, 감각, 정서, 발달 속도, 표현 방식 등에서 또래와 다른 특성을 가진 아이들의 이 질문은 단순한 호기심이 아니다. 깊은 외로움과 혼란, 때로는 자신에 대한 의심을 담고 있다.

진료실에서 자주 듣는 말들이다. "나는 왜 친구들이랑 잘 못 어울려요?", "왜 나는 집중이 안 돼요?", "왜 나만 자꾸 혼나요?" 이런 질문들은 아이가 스스로 '다름'을 인식하고 있다는 신호다. 이때 중요한 것은 아이가 느끼는 '다름'이 곧 '이상함'이나 '부적절함'으로 연결되지 않도록 돕는 일이다.

아이의 다름은 장애일 수도 있고, 단순한 성향 차이일 수도 있다. 문제는 그 다름이 아니라, 다른 존재로 있는 자신이 받아들여지지 않는 경험이다. 친구에게 놀림을 당하거나, 선생님에게 '이상한 아이'로 낙인찍히는 경험으로 아이는 위축된다. 어떤 아이는 자신의 꿈과 현실 사이의 간극에서 괴로워하고, 세상의 시선 앞에서 작아진다. 그럴 때 필요한 것은 냉정한 현실을 말해주는 것이 아니라, 그 아이의 마음을 충분히 들여다보고 '있는 그대로도 충분히 소중하다'고 말해주는 어른의 존재다.

병희가 가진 '경계선 지능(Borderline Intellectual Functioning)'은 전형적인 발달 지연이나 지적장애에는 해당하지 않지만, 지능지수(IQ)가 평균보다 낮은 70~79점(웩슬러 검사 기준) 사이에 있는 상태를 말한다. 학습 속도가 느리고, 추상적인 개념이나 복잡한 문제 해결에 어려움을 겪는다. 하지만 진단상의 '장애'가 아니기 때문에 교육적 · 제도적 지원에서 사각지대에 놓이는 경우가 많다.

수업 시간에 선생님의 설명이 빠르게 지나가면 그저 멍하니 앉아 있게 되고, "왜 아무것도 안 했어?"라는 말에 고개를 푹 숙인다.

그러나 이들의 어려움은 학습에서만 그치지 않는다. 더 큰 문제는 '사회적 이해력'에서의 차이다. 또래 아이들이 자연스럽게 주고받는 농담이나 규칙, 눈치 살피기, 분위기 파악 같은 '비언어적 사회 기술'이 이 아이들에게는 어렵고 낯설다. 그래서 친구들 사이에 어울리기 어렵다. 대화 흐름을 따라가지 못하거나 상황에 맞지 않는 말을 하여 엉뚱하다는 오해를 사기도 한다. 반복되는 소외 경험 속에서 아이는 '나는 이상한 아인가 봐'라고 스스로 낙인찍게 된다.

정서적 이해나 감정 조절 능력도 취약한 경우가 많다. 사소한 일에도 쉽게 상처받고, 갈등 상황에서 감정이 폭발하거나 눈물을 참지 못하는 경우도 흔하다. 친구가 다가와 말을 걸어줘도 반응을 어떻게 해야 할지 몰라 얼어붙거나, 서툰 방식으로 다가가다 거부당하는 일도 많다. 그럴 때 아이는 이렇게 느낀다. "난 그냥 같이 있고 싶었을 뿐인데… 왜 나랑은 놀기 싫은 걸까?"

부모는 아이가 친구 문제로 어려움을 겪는 모습을 볼 때마다 안쓰러움과 답답함이 뒤섞인다. 아이를 위해 뭔가 해주고 싶지만, 현실은 냉정하다. 이 아이들에게는 단지 '노력'만으로는 넘기 어려운 갭이 존재한다. 이들의 속도를 이해하고, 한 단계씩 천천히 사회적 기술을 익힐 수 있도록 도와야 하는데 특히나 모든 게 빠르게 돌아가는 요즘에는 쉽지 않다. 단체 생활을 무리 없이 하기 위해서는 인지적 지원뿐 아니라 관계 맺는 법, 감정 다루는 법, 도움을 요청하는 법 등 생생한 '생활 기술' 교육이 필요하다.

이때 어른이 해야 할 중요한 일이 있다. 아이 스스로가 '다르다'는 사실로 인해 자신을 낮게 평가하지 않도록 어른이 지속적으로 존중과 격려의 메시지를 보내는 것이다. 친구가 한 명밖에 없더라도 그 우정을 소중히 여기고, 하루에 한 가지라도 성공한 일이 있다면 충분히 칭찬해 주자. 아이의 속도는 느릴 수 있지만, 자신이 존중받는 존재라는 감각은 그 어떤 교육보다 강력한 성장의 밑거름이 된다.

다름은 결핍이 아니라, 이해받을 기회가 더 많이 필요한 특성일 뿐이다.

4

가만히 앉아 있는 게 너무 힘들어요
– ADHD와 교실 부적응

초등학교 1학년 교실. 수업이 시작된 지 5분도 되지 않아 한 아이가 자리를 박차고 일어난다. 오늘도 유준이다. 교실 뒤편을 서성이고, 옆 친구의 연필을 만지작거리다가, 창밖을 향해 중얼거린다. 선생님의 지적에 잠시 멈췄다가 다시 몸을 흔든다. 주변 친구들은 점점 시선을 피하고, 선생님의 목소리는 점점 높아진다. 피로감에 병원을 찾아온 선생님은 반복되는 이런 상황들이 당황스러웠고 병원을 찾았다. 선생님은 매일 유준이를 만날 수밖에 없었고, 지원받을 수 있는 체계는 거의 없었다. 유준이를 가르치던 선생님 또한 불안장애로 병원을 찾게 되었다.

유준이는 일 년 전 병원에서 ADHD 진단을 받았다. 집중력이 짧고, 충동을 조절하는 능력이 부족하며, 가만히 있는 것을 어려워한다. 하지만 더 큰 문제는 어머니의 반응이었다. "우리 아이는 남자아이라서 원래 에너지가 넘치는 거예요. ADHD라고 낙인찍지 마세요" 유준이의 어머니는 (ADHD라는 진단을) 받아들이지 않았다. 진단을 인정하고 치료를 시작하면 내 아이가 '문제 있는 아이'가 된다는 사실을 받아들이는 것처럼 느꼈다. 그렇기에 약물 치료는 더더욱 고려 대상이 아니었다. "애가 중독되면 어떡해요? 약을 먹으면 아이가 바보가 되는 건 아니에요?" 어머니는 상담 내내 진단의 존재 자체를 의심했고, 불신으로 인해 치료가 이루어지지 않았다.

유준이 어머니의 거부는 단순한 고집은 아니었다. "저도 어릴 때 산만하다고 많이 혼났어요. 그런데 지금은 잘 살고 있잖아요" 어머니는 자신의 어린 시절을 떠올리며 말했다. ADHD 진단은 곧 '내가 아이를 잘못 키웠다'는 죄책감으로 다가왔다. 주변의 시선도 두려웠다. "학원에서 다른 엄마들이 수군거리는 게 들려요. '약 먹는 애'라고…" 유준이 어머니의 두려움은 사실 많은 부모가 공유하는 감정이다. '정상'과 '비정상'의 경계에 내 아이를 놓고 싶지 않은 마음, 약물에 대한 막연한 공포, 그리고 무엇보다 자신의 양육을 부정당하는 듯한 상실감. 나는 이렇게 말했다. "안경을 쓴다고 해서 그 아이를 다르게 보지 않잖아요. 단지 더 잘 보이도록 도와주는 거죠. ADHD 진단도 마찬가지예요. 아이가 더 잘 생활할 수 있도록 필요한 도움을 찾아주는 과정일 뿐입니다" 하지만 유준이 어머니의 태도는 강경했다.

ADHD는 단순히 산만한 아이, 가만히 못 앉아 있는 아이를 의미하지 않는다. 두뇌의 자기조절 시스템, 특히 전두엽 기능의 발달 지연과 관련된 신경발달장애다. 충동을 참기 어렵고, 한 가지 일에 오래 집중하기 힘들며, 실수나 빠른 반응으로 인한 실패 경험이 누적되면서 자존감이 떨어지는 경우가 많다. 아이가 잠깐 집중을 못 하거나 활동량이 많다고 해서 즉시 병적이라고 판단해서는 안 된다. 또한 ADHD는 게으름이나 태만과는 다르다. ADHD 아동들은 오히려 스스로도 잘하고 싶은 마음이 크고, 노력하고 있음에도 불구하고 자신의 뇌 기능상 조절이 어렵기 때문에 반복적인 실패를 겪는다. 아이가 일부러 집중을 안 하는 것이 아니라, 집중을 유지하기가 어려운 것이다.

흔히 하는 또 하나의 오해는, 성적이 괜찮으면 ADHD가 아닐 것이라는 생각이다. 하지만 실제로는 높은 지능을 가진 아이들도 ADHD일 수 있다. 특히 똑똑한 아이들은 자신의 약점을 감추기 위해 더 많은 에너지를 쓰며 보상 전략을 개발하기도 한다. ADHD는 과잉행동만 있는 것이 아니다. 가만히 잘 앉아 있지만 멍해 보이거나, 집중이 잘 이어지지 않고 실수가 잦은 '주의력결핍형 ADHD'도 존재한다. 이 경우 조용하고 눈에 띄지 않기 때문에 교실에서는 오히려 더 늦게 발견되기도 한다.

ADHD 아이들은 교실에서 지시에 따르기 어렵고, 수업 중 중간에 말을 끊거나 자리를 이탈하는 행동이 반복된다. 이는 교사로부터 잦은 지적을 받는 원인이 되고, 점차 아이 스스로 '나는 항상 혼나는 아이', '나는 문제를 일으키는 아이'라는 인식을 하게 만든다. 이렇게 형성된 부정적인 자기 인식은 자존감의 저하로 이어지며, 아이의 정서적 안정을 위협한다. 이러한 행동으로 인해 친구들과의 관계에서도 어려움을 겪는다. 규칙을 잘 지키지 못하거나 순서를 기다리지 못해 또래로부터 부정적인 반응을 불러일으키고, 그 결과 친구들과의 충돌이 잦아진다. 반복되는 갈등은 아이를 점점 더 외톨이로 만들고, 사회적 소외감을 불러온다. 이런 경험이 쌓이면 아이는 수치심과 자기 비하를 내면화하게 된다. 자신도 잘하고 싶은 마음은 있지만 행동이 뜻대로 되지 않고, 주변의 시선과 반응은 점점 더 냉담해지니, 결국에는 시도조차 포기한다. 결국 교실이라는 공간이 점점 불편하고 두려운 장소가 되고, 결국 학교에 가는 것 자체가 스트레스로 변한다.

교실에서 반복적으로 지적을 받으며 아이는 자신을 '문제아'로 인식하게 된다. 친구들에게 놀림을 당하거나 따돌림을 경험하면서, '나는 이상한 아이인가?'라는 감정을 키운다. 선생님의 의도는 교육적 지도가 목적이지만, 아이의 마음속에는 '나는 늘 혼나는 아이, 잘 못하는 아이'라는 마음의 상처가 깊게 남는다. 이로 인해 학교에 가는 것 자체가 두렵고 괴로운 일이 되며, 점점 더 부적응 행동은 강화된다. 결국 행동의 결과보다, 그 과정에서 축적된 감정의 상처가 더 오랫동안 아이의 내면에 남는다.

진단을 받아들이는 것은 아이를 낙인찍기 위함이 아니다. 오히려 아이의 특성을 이해하고, 부모-교사-전문가가 함께 아이의 환경을 조정하고 훈련해 나가는 출발점이다.

ADHD의 개입은 약물만이 전부가 아니다. 시각적 루틴을 활용한 일정 계획, 구체적인 행동 목표를 세우는 보상 시스템, 감각 자극을 줄여주는 교실 환경 조정, 교사의 짧고 명확한 지시 등 다양한 접근이 함께할 수 있다. 교실에서 가만히 앉아 있지 못하는 아이를 '버릇이 없다'고 단정 짓는 대신, 그 아이의 안간힘을 먼저 들여다봐야 한다. ADHD는 의지의 문제가 아니다. 진단은 낙인이 아니라, 이해로 다가가는 열쇠이다.

| 5 |

나는 어디에도 속하지 못해요
– 다문화 가정 아이들의 이중 부담

수아는 한국인 아버지와 몽골인 어머니 사이에서 태어났다. 집 안에서는 두 언어가 자연스럽게 뒤섞인다. 명절이 오면 몽골식 버터 차가 끓고 전통 노래가 흘러나온다. 그런데 교실 문을 통과하는 순간, 그 따뜻한 풍경은 수아에게 '특이함'이라는 꼬리표가 되어 따라붙는다. 친구들은 장난스레 "몽골 공주님!"하고 부른다. 국어 시간에 억양이 살짝 어긋나면 "역시 외국인은 발음이 다르네"라며 킥킥 웃는다. 처음에는 같이 웃던 수아도 "내가 틀린 걸까?" 하는 의문이 마음에 자리 잡으면서 조금씩 친구들과 거리를 두기 시작했다.

이런 경험은 다문화 가정 아이들이 겪는 전형적인 정체성 혼란과 맞닿아 있다. 이들을 '제3 문화 아이들(TCK, Third-Culture Kids)'이라고 부른다. 모국과 거주국 어느 한쪽에도 완전히 속하지 못한다는 감각이 정체성 갈등, 우울, 불안 위험을 높인다는 연구 결과가 꾸준히 보고되고 있다. 다문화 가정 학생은 전국에 약 17만 명으로, 전체 초·중·고 학생의 3%를 넘어설 추세다. 그럼에도 불구하고 서울 지역 조사에 따르면 두 명 중 한 명이 놀림이나 따돌림을 경험했고, 세 명 중 한 명은 "놀림당할까 봐 집에서 쓰는 언어를 숨긴다"고 답했다.

교실 밖에서도 아이의 짐은 늘어난다. 엄마가 한국어 행정 체계에 익숙하지 않다 보니 주민센터 서류, 담임 통화, 병원 예약까지 수아가 나서서 통역한다. '언어 브로커링(child language brokering)'이라 지칭되는 이 과정에서 어린 통역자들은 책임감과 죄책감, 학업 스트레스가 한꺼번에 뒤엉키기 쉽다. "한국말 못 해서 그래"라는 말이 어른들 입에서 나올 때마다 수아의 자존감은 서서히 깎여 나갔다. 가정에서는 "몽골어를 잊으면 안 돼"라며 뿌리를 지켜야 한다고 하고, 학교에서는 "외국인 냄새 난다"는 농담이 오간다. 양쪽 요구가 겹칠 때 아이는 어느 편에도 100% 속하지 못한다는 무력감을 느낀다. 아직 자신을 설명할 언어도 배우지 못한 나이에, 수아는 '한국인도, 완전한 몽골인도 아닌' 경계 위를 조심스레 걷고 있었다.

담임교사의 변화는 이름을 정확히 불러 주는 작은 행동에서 시작됐다. "외국 친구" 대신 출석부 그대로 "수아"라고 부르자 아이의 어깨가 펴졌다. 발표 때는 발음보다 내용에 집중해 피드백했고, 어느 날 수아 어머니가 가져온 몽골 전통 간식을 친구들과 나누는 시간을 마련했다. 처음 보는 유목민 놀이를 따라 하며 웃던 아이들 사이에서

"냄새가 난다"는 농담은 그날 이후 사라졌다. 수아는 일기를 몽골어와 한글로 반씩 나누어 썼다. "오늘은 두 나라 말을 모두 써서 기뻤다"는 문장이 교실 벽에 붙었고, 그 문장은 곧 '두 문화가 공존할 때 만들어지는 힘'을 상징하는 작은 현수막이 되었다.

교실의 긍정적 변화를 계기로 가정에서도 작은 변화가 이어졌다. 관공서 통역은 공공 서비스를 활용했고, 주말 저녁마다 가족이 모국어로만 대화하는 시간을 만들었다. 수아는 그때 녹음한 엄마의 자장가를 휴대폰에 저장해 학교에서 힘들 때마다 몰래 들었다. 친구 한 명을 집에 초대해 몽골 놀이를 가르쳐 준 날, 그 친구는 "네 이야기를 들려줘서 고마워"라고 말했다.

교사에게는 '다름'을 '특성'으로 바꾸어 부르는 언어가 필요하다. 아이의 이름을 정확히 부르고 발음보다는 내용에 초점을 맞춘 피드백을 건네는 것만으로도 교실 분위기가 달라진다. 학급 차원에서는 월 1회 '우리 집 음식·놀이' 미니 쇼케이스처럼 서로의 문화를 놀이로 경험할 기회를 정기적으로 마련할 수 있다. 부모는 주 1회 모국어로만 대화하는 시간을 두고, 학교와 지역사회는 통역 서비스를 적극적으로 활용해야 한다. 이를 통해 아이가 '통역자' 역할을 과도하게 떠맡지 않도록 환경을 조성하는 것이 중요하다. 이러한 작은 실천들이 모이면 아이들에게 "나는 여기에도, 저기에도 속해 있다"는 감각이 선물처럼 다가온다.

교실과 가정의 토대가 단단해지자 수아는 '내 안의 두 문화'가 부담이 아니라 재능일 수도 있다는 사실을 깨닫기 시작했다. 언젠가 진료실에서 수아는 "집에선 한국 사람처럼, 학교에선 몽골 사람처럼 보이려고 애쓰지 않아도 되는 날이 오면 좋겠어요"라고 말했다. 나는 그 말을 다시 읽어 주며 답했다. "이미 두 나라의 노래가 네 안에서 함께 울리고 있어. 누구도 그 멜로디를 한쪽으로만 부르라고 할 수 없어. 그러니 오늘은, 네가 가진 두 목소리를 조금 더 높여 불러 보자" 수아는 잠시 고개를 숙였다가, 두 언어가 포개진 고유한 음색으로 "네, 선생님" 하고 대답했다.

결국 교실·가정·지역사회가 한 걸음씩 다가설 때, 수아의 두 목소리는 더 이상 불협이 아니라 화음이 된다. 다문화 가정 아이들이 경계선 위에서 균형을 잡느라 허비하던 힘을 꿈을 향해 쓸 수 있도록 돕는 일, 그것이 우리 모두의 몫이다. 그리고 그 시작은 오늘 이름을 한 번 더 정확히 불러 주는 작은 행동일지 모른다.

| 6 |

"학교에 꼭 가야 해요?"
– 아이가 묻는 교육의 본질

"선생님, 왜 학교에 가야 해요?"

초등학교 3학년 지성이는 오늘도 의자에 기대어 한숨을 쉬며 나에게
묻는다. 어디서부터 아이와 이야기를 시작해야 할지 순간 막막해진
다. 옛날 어른들처럼 '라떼는 말이야'라는 말이 나도 모르게 생각난
다. '학교는 당연히 가야 하는 것 아니었나?', '학교가 선택 사항이 될
수 있나?' 이런 생각들이 순간 머릿속을 스쳐 지나간다. 하지만 지성
이의 진지한 눈빛을 마주하고 있으니 그런 어른의 상식으로는 답할
수 없다는 걸 다시금 깨닫는다.

사실 많은 아이들이 마음속으로 품고 있지만 쉽게 꺼내지 못하는 질
문이기도 하다. 학교는 왜 가야 할까? 지성이는 용기를 내어 이 질문
을 건네온 것이다. 천천히 숨을 고르며, 나는 어른의 답변이 아닌 한
사람으로서의 솔직한 마음을 나누기로 한다.

"지성아, 선생님도 어릴 때 그런 생각 해본 적 있어. '왜 매일 아침

일찍 일어나서 학교에 가야 하지?' 하고 말이야" 지성이의 눈이 커진다. 어른도 그런 생각을 했다는 게 신기한 모양이다. "정말요? 선생님도요?", "응, 정말이야. 그런데 만약 학교에 안 간다면, 지성이는 어떻게 하고 싶어?" 지성이는 잠깐 생각하더니 눈을 반짝이며 말한다. "집에서 게임하고 싶어요! 그리고 늦잠도 자고, 만화책도 실컷 보고요", "와, 그거 진짜 재밌겠다. 그럼 매일 그렇게 하면 어떨 것 같아?"

지성이는 처음엔 신이 난 표정이었지만, 점점 진지해진다. "음… 처음엔 좋을 것 같은데… 계속 그러면 좀 심심할 것 같아요. 그리고 친구들은 언제 만나지?" 나는 지성이가 스스로 답을 찾아가는 모습을 보며 미소가 절로 나왔다. "맞아. 또 어떤 게 있을까?", "아, 그리고… 엄마가 맨날 집에만 있으면 답답해할 것 같아요. 게임만 하면 눈도 아플 거고요" 지성이는 생각이 점점 깊어진다. "그리고 계속 늦잠만 자면 밤에 잠이 안 올 것 같아요. 그럼 또 더 늦게 자고… 어? 그럼 계속 이상해질 것 같은데요?", "맞아, 지성이 말이 정말 맞아. 우리 몸은 마치 시계처럼 일정한 시간에 자고 일어나는 걸 좋아하거든. 계속 시간을 바꾸면 몸이 혼란스러워져", "아, 그래서 엄마가 맨날 일찍 자라고 하는 거구나!"

조금 뒤, 지성이는 조심스럽게 묻는다. "그런데 선생님, 친구들은 어떻게 만나요? 다들 학교에 가는데 저만 집에 있으면…", "좋은 질문이야. 친구들을 만나려면 어떻게 해야 할까?", "음… 엄마한테 부탁

해서 친구 집에 놀러 가거나, 아니면 친구들한테 우리 집에 오라고 해야겠어요. 근데 그러면 엄마가 너무 힘들어할 것 같아요" 잠시 생각하던 지성이는 스스로 말한다. "또, 학교에서는 여러 가지를 배우잖아요. 수학도 배우고, 국어도 배우고… 집에서 혼자 하면 모르는 게 있어도 물어볼 사람이 없어요"

예상대로 지성이는 스스로 답을 찾아나가고 있었다. 나는 고개를 끄덕이며 맞장구를 쳤다. "맞아. 그럼 지성이 생각엔, 학교는 어떤 곳일까?" 지성이는 환하게 웃으며 말한다. "친구들과 함께 여러 가지를 배우는 곳? 그리고… 안전하게 놀 수 있는 곳?", "와, 지성이가 정말 잘 생각했네. 학교는 지성이 같은 친구들이 안전하게 모여서, 함께 배우고, 함께 놀고, 함께 자라나는 아주 특별한 공간이야. 그리고 가끔은 실수도 하고, 속상한 일도 생기지만 그런 경험들 속에서 어른이 되는 준비도 하나씩 해 나가는 곳이란다"

지성이와의 대화를 마치고 나서, 나는 다시 한번 생각해 본다. 학교에서 이루어지는 개별적인 활동들—수업 듣기, 친구들과 놀기, 규칙적인 생활하기—은 사실 다른 방식으로도 가능할 수 있다. 그러나 이 모든 것들을 하나의 자연스러운 흐름 속에서, 매일 반복되는 일상 안에서 균형 있게 경험하며 아이가 스스로 성장할 수 있게 해 주는 곳은 학교가 유일하다. 만약 다양한 이유로 학교를 떠나야 하는 상황이 온다면, 단순히 '공부'만 대체하면 되는 것이 아니다. 아이의 사회성 발달, 정서적 성장, 일상의 리듬, 또래와의 관계 등 학교가 자

연스럽게 품어주던 모든 것들을 함께 고려해야 한다. 우리 어른들이
해야 하는 가장 중요한 역할은, 그에 맞는 충분한 대안과 환경을 만
들어 주는 것이다.

| 7 |

내가 예민한 건가요?
– 감각처리장애

윤지에게 학교는 전쟁터다. 아침 일찍 학교에 도착하면 복도에서 들리는 아이들의 웃음소리부터 윤지에겐 너무나 큰 자극이다. 교실로 들어가면 더 심해진다. 연필이 종이 위를 긁는 소리, 책장 넘기는 바스락거림, 의자 끌리는 소리. 다른 아이들은 전혀 신경 쓰지 않는 이 소리들이 윤지에겐 마치 손톱으로 칠판을 긁는 소리처럼 느껴진다. 너무 크고, 너무 날카롭다.

급식 시간은 더 고통스럽다. 수백 명의 아이들이 모인 급식실에서 들리는 수저 부딪히는 소리, 접시 놓는 소리, 그리고 무엇보다 옆자리 친구가 밥 씹는 소리까지. 윤지는 밥을 먹으려 해도 자꾸 소리에 신경이 쓰여 제대로 먹을 수가 없다. 때로는 너무 괴로워서 급식을 포기하고 보건실로 피하기도 한다.

윤지는 수업 시간에 자기도 모르게 팔을 긁는다. 그 불편한 감각을 어딘가로 돌리려고, 마음을 진정시키려고. 빨갛게 상처가 날 때까지 긁어도 그때뿐이다. 친구들은 "또 긁네? 왜 그러는 거야?"라며 이상하게 쳐다보고, 선생님은 "수업 시간에 집중 좀 해볼까?"라고 핀잔을 준다. 윤지는 집중하고 싶어도 주변의 모든 소리와 자극들이 너무 크게 느껴져서 도저히 집중할 수가 없다.

집에 돌아와도 마찬가지다. 엄마가 설거지하는 소리, TV 소리, 심지어 냉장고 돌아가는 소리까지 모든 게 시끄럽다. 엄마는 아이가 자해하는 모습을 보며 속상하기도 하고 화가 나기도 한다. "왜 그렇게 예민하게 굴어? 다른 아이들은 다 괜찮은데…" 하지만 윤지는 많은 자극들이 정말 괜찮지 않다.

병원에 내원한 윤지는 나와 함께 나름의 방법들을 찾아갔다. 첫 번째는 귀마개다. 작은 귀마개 하나로도 세상이 조금은 조용해진다. 모든 소리가 차단되는 건 아니지만, 그래도 견딜 만해진다. 두 번째는 도시락이다. 시끄러운 급식실 대신 도시락을 싸와서 복도 끝 창가에 혼자 앉아 조용히 먹도록 했다. 가끔 지나가는 선생님이 "왜 혼자 먹니?"라고 물어보기도 하지만, 윤지에게는 이게 훨씬 편하다. 어떤 날은 그렇게 조용히 밥을 먹으면서 창밖을 바라보는 것만으로도 "오늘도 잘 버텼네"라고 스스로를 토닥여줄 수 있다. 작은 성취지만 윤지에게는 정말 큰 성취다.

하지만 주변 사람들은 이해하지 못한다. "그 정도는 참아야지", "좀 더 적극적으로 참여해 봐", "너무 예민하게 굴지 마"라는 말들이 윤지에겐 전혀 도움이 안 된다. 오히려 더 위축되고 자신감을 잃게 만든다. 윤지의 문제는 '적응 부족'이나 '예민한 성격' 때문이 아니다. 감각을 받아들이고 처리하는 뇌의 방식이 남들과 다를 뿐이다. 이를 감각처리장애라고 한다.

우리 뇌는 24시간 내내 바쁘다. 눈으로 보는 것, 귀로 듣는 것, 피부로 느끼는 촉감, 코로 맡는 냄새, 혀로 느끼는 맛⋯ 매 순간 쏟아지는 감각 정보를 받아 들여서 "이건 위험한 거야!", "이건 기분 좋은 거야!", "이건 무시해도 돼!" 하며 분류하고 반응한다. 그런데 어떤 사람들의 뇌는 이 과정이 조금 다르게 작동한다. 마치 라디오 주파수가 잘 맞지 않아서 소리가 너무 크게 들리거나 너무 작게 들리는 것처럼 말이다. 윤지의 뇌는 모든 소리를 '매우 중요한 정보'로 받아들인다. 다른 아이들의 뇌가 "아, 그냥 연필 소리네. 무시하자"라고 하는 동안, 윤지의 뇌는 "어? 무슨 소리야? 위험한 건 아닐까? 계속 주의깊게 들어봐야겠어!"라고 반응한다. 그러니 하루 종일 모든 소리에 곤두서 있을 수밖에 없다.

감각처리장애는 크게 세 가지 모습으로 나타난다. 윤지처럼 모든 감각이 너무 크고 강하게 느껴지는 '감각 과민형'이 있다. 작은 소리도 귀를 찌르는 것 같고, 살짝 건드리기만 해도 아프다. 밝은 빛은 눈이 부시고, 냄새는 너무 강하다. 마치 모든 감각의 볼륨이 최대로 올라가 있는 것만 같다. 반대로 감각을 잘 느끼지 못하는 '감각 둔감형'도 있다. 다쳐도 아픈지 모르고, 뜨거운 것도 잘 못 느낀다. 친구가 부르는 소리도 잘 안 들리고, 선생님이 어깨를 톡톡 쳐도 모를 때가 있다. 마치 감각의 볼륨이 너무 작게 설정되어 있는 것처럼 감각의 반응 속도가 느리다. 그리고 강한 감각을 계속 찾아다니는 '감각 추구형'도 있다. 큰 소리를 내고, 세게 부딪히고, 높은 곳에서 뛰어내리기를 좋아한다. 가만히 있으면 답답해서 못 견딘다. 몸이 필요로 하는 자극을 스스로 만들어 내려고 한다.

"다른 아이들은 다 괜찮은데 왜 유독 이 아이만…" 이런 말을 들은 부모님들이 많을 것이다. 하지만 이는 마치 시각 장애인에게 "다른 사람들은 다 보는데 왜 안 보여?"라고 묻는 것과 같다. 감각처리장애는 의지나 성격의 문제가 아니다. 뇌의 감각 처리 시스템이 다르게 작동하는 신경학적 차이다. 윤지에게 연필 소리는 정말로 다른 아이들보다 몇 배 크게 들린다. 이는 상상이나 과장이 아니라 그들의 뇌가 실제로 그렇게 처리하고 있다. 그래서 "참으면 돼"라는 말은 도움이 되지 않는다. 오히려 아이를 더욱 위축시키고 자신감을 잃게 만든다.

다행히 작은 배려만으로도 윤지 같은 아이들의 세상을 크게 바꿀 수 있다. 귀마개 하나만으로도 윤지의 세상은 달라진다. 모든 소리가 차단되는 건 아니지만, 그래도 견딜 만해진다. 선생님이 윤지의 자리를 복도 쪽이 아닌 교실 안쪽 조용한 곳으로 옮겨준 것도 큰 도움이 되었다. 화재 대피 훈련 같은 시끄러운 행사가 있을 때는 미리 알려주어서 윤지가 마음의 준비를 할 수 있게 해 주었다. "내일 훈련이 있어서 사이렌 소리가 날 거야"라는 말 한마디가 윤지에게는 큰 위안이 된다. 급식실이 너무 시끄러울 때는 조용한 곳에서 도시락을 먹을 수 있게 해 주었다. 처음에는 "왜 혼자 먹으려고 하니?"라고 궁금해하던 친구들도 이제는 윤지의 특성을 이해한다.

윤지 엄마도 집안 환경을 조금씩 바꿔나갔다. TV 소리를 조금 낮추고, 세탁기는 윤지가 학교에 간 사이에 돌린다. 윤지만의 '조용한 공간'도 만들어 주었다. 작은 텐트 하나면 충분하다. 윤지가 감각적으로 압도당했을 때 피할 수 있는 안전한 공간이다. 무엇보다 중요한 건 윤지의 노력을 인정해 주는 것이었다. "오늘도 잘 버텼구나"라는 엄마의 말 한마디가 윤지에게는 세상에서 가장 큰 격려가 된다.

감각 과민형 아이들에게는 조용한 환경이 필요하다. 부드러운 재질의 옷과 이불을 준비하고, 밝기 조절이 가능한 조명을 사용하는 것이 좋다. 강한 냄새나 향수는 피하고, 갑작스러운 접촉보다는 미리 예고해 주는 것이 도움이 된다.

감각 둔감형 아이들에게는 조금 더 크고 명확한 신호가 필요하다. 시각적 신호와 청각적 신호를 함께 사용하고, 안전에 특히 주의해야 한다. 또한 온도 변화에 민감하지 않을 수 있으므로, 따뜻함이나 추위를 느낄 수 있도록 세심하게 살펴줘야 한다.

감각 추구형 아이들은 감각 자극을 적극적으로 원한다. 이들에게는 안전한 방법으로 감각 욕구를 충족시켜 주는 것이 중요하다. 규칙적인 운동이나 활동 시간을 만들어 주고, 손으로 만지작거릴 수 있는 도구들을 제공하자. 강한 자극을 건강하게 경험할 수 있는 방법을 함께 찾아주는 것도 도움이 된다.

감각처리장애를 가진 아이들은 게으르거나 까다로운 게 아니라, 그냥 세상을 다르게 감지하는 것뿐이다. 마치 어떤 사람은 매운 음식을 잘 먹고 어떤 사람은 못 먹는 것처럼, 감각에 대한 민감도도 사람마다 다르다. 이런 차이는 때로는 불편함을 가져다주지만, 다른 한편으로는 놀라운 능력의 원천이 되기도 한다. 그리고 이런 예민함이 항상 문제가 되는 것만은 아니다. 실제로 많은 예술가들이 감각에 예민하다. 미세한 색깔의 차이를 구분하는 화가, 작은 소리의 차이도 놓치지 않는 음악가, 질감의 미묘한 차이를 느끼는 조각가들. 이들의 예민함은 때로는 어려움이 되기도 하지만, 동시에 그들만의 특별한 재능이 되기도 한다.

윤지도 자신만의 강점이 있다. 적절한 이해와 지원이 있다면, 그의 감각적 특성이 오히려 특별한 장점이 될 수 있다. 중요한 포인트는 이를 '고쳐야 할 문제'로 보지 않고, '이해하고 지원해야 할 특성'으로 보는 것이다. 그렇게 할 때, 아이들은 자신감을 회복하고 자신만의 방식으로 세상과 만날 수 있게 된다. 감각처리장애는 눈에 보이지 않는 어려움이다. 하지만 조금만 관심을 기울이면 우리 주변에서 이런 어려움을 겪는 아이들을 발견할 수 있다. 그리고 작은 이해와

배려만으로도 그 아이들의 세상을 훨씬 살기 좋은 곳으로 만들어 줄
수 있다.

오늘도 윤지는 귀마개를 끼고 창가에서 조용히 도시락을 먹는다. 그
리고 속으로 말한다. "오늘도 잘 버텼어" 이처럼 작은 성취를 스스로
인정하는 경험은, 아이가 자기 자신을 믿을 수 있는 중요한 발판이
될 것이다.

정답 없는 게임
– 입시 제도와 학업 스트레스의 악순환

최근 한 유명 개그우먼이 방송에서 들려준 대치동 교육 이야기가 큰
화제를 모았다. 유치원에 다니는 아이 엄마의 경험담이었지만, 단지
한 사람의 일상이 아닌, 수많은 부모들의 공통된 현실을 담고 있었
다. 대치동이라는 특정 지역을 넘어서, 오늘날 교육 환경이 얼마나
조기화되고 경쟁적인지를 여실히 보여주는 이야기였다. 누군가는
웃으며 들었고, 누군가는 씁쓸하게 고개를 끄덕였을 것이다.

대치동 한복판에서 아이를 키우다 보면, 우리나라 교육의 열기를 날
마다 체감하게 된다. 4세 고시, 7세 고시, 초등 의대반—처음 듣는
사람에겐 비현실적으로 들릴지도 모르지만, 이곳에서는 일상적인
대화 속 단어다. 유치원생부터 초등 저학년까지도 하루 몇 시간씩
학원을 오가며 국영수, 코딩, 사고력, 인터뷰 준비까지 소화한다. 부
모의 기대는 높고, 경쟁은 이미 시작되었다. 이런 교육 환경 속에서
아이들이 겪는 어려움은 결코 개인의 예민함이나 의지 부족 때문만
은 아니다. 앞 장에서 살펴본 것처럼, 반복되는 스트레스는 몸의 생

리적 시스템을 지속적으로 자극해 다양한 신체화 증상으로 이어진다. 그런데 이 스트레스는 단순히 아이 개인의 문제가 아니다. 그 배경에는 끊임없이 변하고 예측할 수 없는 입시 제도, 그리고 성과 중심으로 짜인 교육 환경이 자리하고 있다.

학부모들 사이에서는 "올해 입시 방향이 또 바뀌었다더라"는 말이 매년 반복된다. 중학교 자유학기제, 고등학교 학점제, 정시·수시 통합 논의, 의대 정원 확대, 지역균형 선발 등 제도는 끊임없이 바뀌지만, 그 핵심 방향은 좀처럼 명확하지 않다. 수시가 중심이 되면 비교과 활동에 집중해야 하고, 정시가 강화되면 다시 수능 준비로 전략을 바꿔야 한다.

여기에 고등학교 진학을 둘러싼 선택의 갈림길도 아이와 부모를 긴장하게 만든다. 일반고, 자사고, 특목고, 국제고 등 진학 경로는 다양해졌지만, 실제로는 '미리 정하지 않으면 선택할 수 없는 구조'가 되었다. 지역마다 배정 기준이 다르고, 학교마다 요구하는 조건이 달라 중학교 시절부터 내신과 비교과 준비를 병행해야 한다. 결국 어떤 부모는 아이가 초등학교 고학년만 되어도 특정 고교를 목표로 삼고 역산해서 준비 일정을 짜기 시작한다. 선택지가 늘어난 것이 아니라, 오히려 준비 부담이 조기에 시작되고 구체화되는 셈이다. 선택지가 늘어난 것이 아니라, 부모는 뒤처질까 불안하고, 아이는 그 불안을 고스란히 떠안는다.

문제는 이런 제도 변화와 조기 진학 경쟁이 아이들에게 학습 동기의 혼란을 불러온다는 점이다. 실제로 병원에서 만난 중학교 2학년 수진이가 그런 경우였다. 수진이는 자사고 준비를 위해 2년간 내신과 비교과를 준비했다. 그런데 고등학교 진학을 앞둔 시점에서 자사고 제도가 폐지된다는 소식이 들렸다. 수진이는 "그럼 내가 지금까지 한 건 뭐예요?"라며 허탈해했다.

목표가 자주 바뀌고, 준비해 온 방향이 뒤집히는 경험이 반복되면 아이는 학습에 대한 통제감을 잃는다. "열심히 해도 결국 바뀐다"는 생각은 동기를 약화시키고, "무엇을 해도 소용없다"는 학습된 무기력감으로 이어진다. 공부는 목표를 향한 여정이 아니라, 방향 없는 생존 게임처럼 느껴진다. 아이가 '왜 공부해야 하는지'에 대한 내적 납득 없이, 그저 주변을 따라가기만 하는 상황은 정서적 탈진을 가속화시킨다.

입시라는 시스템 자체가 '정답 없는 게임'처럼 느껴지기 때문에, 부모와 아이 모두 긴장의 끈을 놓을 수 없다. "이 시기를 놓치면 끝이다", "지금 멈추면 뒤처진다"는 메시지가 일상적으로 반복되며, 아이들은 점점 결과 중심의 사고방식을 내면화한다. 감정보다는 성취가, 현재의 고통보다는 미래의 성공이 우선시된다. 그러나 그런 긴장감은 고스란히 몸에 각인되고, 결국 몸이 먼저 무너진다. 이 상황을 단순히 '부모의 욕심'으로만 치부할 수 없는 이유가 여기에 있다.

부모도 제도를 따라가기에 벅차고, 아이도 그 안에서 방향을 잃는다. 누구도 명확한 나침반을 갖고 있지 않다. 공부는 아이의 미래를 위한 투자라고 말하지만, 정작 그 미래가 어떤 모습이어야 하는지에 대한 사회적 합의조차 부재한 채, 끊임없는 경쟁만이 강조되고 있다.

그리고 부모의 마음도 복잡하다. 때로는 아이가 지쳐 보이고, 버거워하는 모습이 보이지만, '지금 멈추면 우리 아이만 뒤처지는 건 아닐까' 하는 두려움 때문에 발을 멈추지 못한다. 아이에게는 "결과보다 과정이 중요해"라고 말하면서도, 정작 성적표와 비교표 앞에서는 긴장한 얼굴을 감추지 못한다.

말로는 "괜찮다, 최선을 다했으면 돼"라고 하지만, 표정과 한숨은 실망을 드러낸다. "다른 애들과 비교하지 마"라고 하면서도 "민준이 엄마 말로는 민준이가 전교 10등 안에 든다던데"라는 말이 자연스럽게 흘러나온다. "공부가 전부는 아니야"라고 위로하면서도 성적이 떨어지면 "요즘 게임을 너무 많이 하는 것 같은데", "학원 하나 더 다녀야 하는 거 아닐까"라며 원인을 찾기 시작한다. 부모의 불안은 말보다 강한 메시지로 아이에게 전달되고, 이런 모순된 신호들은 아이의 내면에 혼란과 압박감을 남긴다.

아이의 두통과 복통, 호흡곤란은 이 복잡하고 빠르게 변화하는 시스템 속에 던져진 작은 존재가 보내는 구조적인 신호다. "공부가 싫다"

는 말은 종종 "이 시스템이 너무 벅차다", "이 안에서 나답게 숨 쉬기가 어렵다"는 표현일 수 있다. 입시 제도가 바뀔 때마다 "더 열심히 해야 한다"는 메시지를 반복하기보다는, 지금 아이가 어떤 속도로 걷고 있는지를 함께 살펴보는 시선이 필요하다.

엄마의 불안은 아이에게 고스란히 전이된다. 결국 중요한 것은, 아이의 몸과 마음이 보내는 신호를 먼저 들어주는 자세다. 아이가 감정과 신체를 동원해 보내는 그 복잡한 메시지를, 성적이나 진로보다 먼저 읽어줄 수 있는 어른이 되어야 한다. 그러나 실제로 불안한 상황에서 엄마가 여유를 갖기는 쉽지 않다. 그래서 '불안을 없애야 한다'기보다, 불안과 함께 숨 쉴 수 있는 방법을 찾는 것이 중요하다.

우선 아이가 힘들다고 말할 때, 바로 해결책을 제시하려 하지 말고 5초만 멈춰서 들어주는 연습을 해보자. 대답 대신 고개를 끄덕이거나 "그랬구나" 한마디만 해도 충분하다. 아이의 말을 고쳐주거나 설득하려 하기보다, 있는 그대로 들어주는 순간 아이의 긴장도 함께 내려간다. 또 하나의 방법은 엄마 자신을 돌보는 일이다. 불안이 심할수록 몸을 쉬게 하고, 짧은 산책이나 스트레칭 같은 신체적 이완을 통해 감정을 조절해야 한다.

엄마가 안정될 때 아이는 자연스럽게 그 리듬을 따라간다.
결국 아이의 회복은 '조언하는 엄마'보다 '조용히 옆에 있어주는 엄마'로부터 시작된다.

| 9 |

같이 밥 먹을 친구가 없어요.
관계 고립과 등교 거부

진료실 문을 열고 들어온 준서는 특별히 문제가 있어 보이지 않았다. 성적도 평균 이상이었고, 학교생활기록부에는 이렇게 적혀 있었다.

"조용하지만 착한 아이. 친구들과 문제없이 지냄."

겉으로 보기에는 별다른 어려움이 없는 아이였다. 하지만 준서는 학교에 가기 싫다고 했다.

"학교에서 누가 괴롭혀?"

준서는 고개를 저었다.

"그런 건 아니에요."

잠시 침묵이 흐른 뒤, 아이가 아주 작은 목소리로 말했다.

"같이 밥 먹을 친구가 없어요."

준서의 표정에서 학교생활이 조금씩 보이기 시작했다.

학교폭력은 아니지만 친한 친구가 없는 아이들이 있다. 겉으로는 큰 갈등이 없어 보이지만, 학교생활에서 느끼는 외로움은 생각보다 깊다. 쉬는 시간마다 혼자 자리에 앉아 있거나, 급식 시간에 어디에 앉아야 할지 몰라 교실을 서성거리기도 한다. 급식 시간이 되면 아이들은 자연스럽게 자리를 잡는다. 누군가는 친구 옆에 앉고, 누군가는 같은 무리끼리 모인다. 그런데 준서는 잠깐 서 있다가 자리를 찾지 못하고 교실을 한 번 더 둘러본다.

이런 아이들은 흔히 부모에게 이렇게 말한다.
"친구들이랑 잘 지내."
그러나 실제로는 어디에도 속하지 못한 채 하루를 보내는 경우가 많다.

초등학교 고학년이 되면 또래 관계는 점점 더 중요해진다. 아이들에게 학교는 더 이상 공부만 하는 공간이 아니라 관계를 맺는 작은 사회가 된다. 어른에게는 사소해 보이는 일도 아이에게는 큰 사건이 된다.
친구들이 단체로 이야기할 때 끼지 못하는 순간.
체육 시간에 팀을 나눌 때 마지막에 남는 순간.
점심시간에 자리를 찾지 못해 서 있는 순간.
이런 경험이 반복되면 학교는 점점 불편한 공간이 된다. 아이들은 누군가에게 괴롭힘을 당하지 않아도 외로움 때문에 학교를 힘들어할 수 있다. 관계 고립은 학교폭력과는 다른 문제다. 학교폭력은 가해자와 피해자가 비교적 명확하다. 하지만 관계 고립은 아무도 일부러 괴롭히지 않지만, 아무도 가까이 다가오지 않는 상태다. 그래서 어른들이 알아차리기 더 어렵다.

부모는 이렇게 묻는다.

"친구들이 괴롭히는 건 아니지?"

아이는 이렇게 대답한다.

"아니야."

하지만 이 대답은 문제가 없다는 의미가 아니라 설명하기 어렵다는 뜻일 때가 많다.

아이 스스로도 왜 학교가 힘든지 정확히 설명하지 못하는 경우가 많기 때문이다.

이런 아이들은 점점 학교를 회피하기 시작한다. 처음에는 아침마다 몸이 무겁다고 말한다.

그러다 어느 날 이렇게 말한다.

"오늘은 그냥 쉬면 안 돼요?"

학교가 두렵다기보다 학교에서 느끼는 외로움이 견디기 힘든 것이다. 아이에게 하루 여섯 시간 이상을 보내야 하는 공간이 어디에도 속하지 못하는 장소라면, 그곳에 가는 일은 결코 쉬운 일이 아니다.

여기서 부모들이 한 가지 기억했으면 하는 것이 있다. 아이에게 친구가 반드시 많아야 하는 것은 아니라는 점이다. 학교에서 함께 수업을 듣는 아이들은 말 그대로 클래스메이트(classmate)일 뿐이다. 모두가 깊은 친구가 될 필요는 없다. 어떤 아이는 많은 친구들과 어울리며 에너지를 얻지만, 어떤 아이는 몇 명의 가까운 친구와 조용

히 지내는 것을 더 편안해한다. 중요한 것은 친구의 숫자가 아니라
아이에게 편안한 관계가 있는지이다.

부모가 무심코 던지는 질문도 아이에게는 부담이 될 수 있다.
"오늘은 친구랑 뭐 했어?"
"친한 친구 몇 명이야?"
"왜 친구가 없어?"
이런 질문이 반복되면 아이는 친구가 많은 것이 정상이고, 그렇지
않으면 문제가 있는 것처럼 느끼게 된다. 그래서 실제로 힘들어도
부모에게 솔직하게 말하지 못하고 "친구들이랑 잘 지내"라고 대답하
기도 한다. 아이에게 필요한 것은 친구의 숫자가 아니라 자신이 있
는 그대로 받아들여질 수 있는 관계이다.

부모가 할 수 있는 일은 생각보다 단순하다. 먼저 아이에게 이렇게
말해주는 것이다.
"친구가 없어서 힘들 수도 있지."
이 한마디는 아이에게 큰 위로가 된다. 아이들은 종종 친구가 없는
것을 자신의 문제라고 생각하기 때문이다. 그리고 관계는 억지로 만
들어지지 않는다.
같은 취미 활동, 작은 모임, 동아리 활동처럼 자연스럽게 만날 수 있
는 환경을 만들어 주는 것이 도움이 된다. 학교 밖에서 자신에게 맞
는 관계를 경험하면 아이의 자신감도 조금씩 회복된다.

학교는 공부만 배우는 곳이 아니다. 아이들이 어떻게 관계를 맺고, 함께 살아가는지를 배우는 곳이기도 하다. 그래서 어떤 아이에게 학교가 힘든 이유는 시험 때문이 아니라 단지 함께 밥 먹을 친구가 없기 때문일 수도 있다. 어른들에게는 사소해 보이는 이 한 가지가, 아이에게는 하루 여섯 시간을 버텨야 하는 외로움이 되기도 한다.

엄마 아빠가 싸우는 날, 학교에 가기 싫어요
— 가족 갈등과 등교 거부

진료실 문이 조심스럽게 열리고 지훈이가 들어왔다. 아이는 의자 끝에 몸을 반쯤 걸치듯 앉아 있었다. 등을 곧게 펴고 있었지만, 어딘가 긴장한 모습이었다. 질문을 하면 짧게 대답했고, 눈을 마주치지 않은 채 고개를 숙이고 있었다.

어머니는 아이를 바라보며 조심스럽게 말을 꺼냈다.

"요즘 아침마다 학교에 가기 싫다고 해요. 예전에는 잘 다녔는데 갑자기 이러네요."

나는 지훈이에게 물었다.

"학교에서 무슨 일이 있었어?"

지훈이는 잠시 생각하는 듯하더니 고개를 천천히 저었다.

"아니요."

어머니가 진료실 밖에서 기다리시고, 아이와 둘이 조금 더 시간을 두고 이야기를 나누었다. 지훈이는 한참 망설이다가 아주 작은 목소리로 말했다.

"어제도 엄마 아빠 싸웠어요."

그 말을 꺼낸 뒤 아이는 다시 입을 다물었다. 더 이야기하지 않아도 아이의 마음이 어디에 머물러 있는지 짐작할 수 있었다.

아이들이 학교에 가기 힘들어하는 이유는 항상 학교 안에만 있는 것은 아니다. 교실이나 친구 관계, 공부 문제처럼 학교에서 직접 벌어지는 일들도 많지만, 때로는 집 안에서 일어나는 일들이 아이의 마음을 흔들기도 한다. 부모의 갈등은 어른들에게는 일상의 한 장면일 수 있다. 의견이 다르고 감정이 부딪히는 일은 어느 관계에서나 일어나기 때문이다. 하지만 아이에게 그 장면은 전혀 다른 의미로 다가온다. 아이에게 가정은 세상을 이해하기 위한 가장 첫 번째 공간이자, 마음을 내려놓을 수 있는 안전한 기지이기 때문이다. 그 기지가 흔들릴 때 아이는 깊은 불안을 느낀다.

진료실에서 아이들은 종종 이렇게 말한다.
"엄마가 울고 있었어요."
"아빠가 집을 나가 버릴까 봐 무서워요."
"내가 학교에 가면 집에서 또 싸울 것 같아요."
아이들은 부모의 갈등을 단순한 의견 충돌로 받아들이지 않는다. 그것을 가족이 무너질 수도 있는 사건처럼 느끼기도 한다. 그래서 학교에 가 있는 동안에도 마음이 편하지 않다. 수업 시간에도 자꾸 집 생각이 떠오른다. 부모에게 무슨 일이 생기지는 않을까, 집에 돌아갔을 때 상황이 더 나빠져 있지는 않을까 걱정한다.

어떤 아이는 학교에 있는 동안에도 마음속으로 계속 집을 떠올린다.
어떤 아이는 부모에게 무슨 일이 생길까 봐 휴대전화를 자꾸 확인
한다.
어떤 아이는 차라리 집에 남아 상황을 지켜보고 싶어 한다.
그래서 결국 이렇게 말한다.
"학교에 가기 싫어요."

겉으로 보면 학교 문제처럼 보인다. 하지만 조금 더 깊이 들여다보
면, 아이의 마음을 붙잡고 있는 것은 교실이 아니라 집 안에서 느끼
는 불안인 경우가 적지 않다. 부모의 갈등이 심해지다가 결국 이혼
으로 이어지는 경우도 있다. 이 과정은 어른들에게도 큰 변화이지
만, 아이에게는 세상이 갑자기 달라지는 경험이 될 수 있다. 어떤
아이는 부모가 따로 살기 시작한 뒤 이렇게 말한다.
"엄마 집이랑 아빠 집을 왔다 갔다 하는 게 너무 힘들어요."
"친구들이 물어볼까 봐 학교 가기 싫어요."
"내가 학교에 있는 동안 엄마가 혼자 울고 있을 것 같아요."
이혼 자체가 반드시 아이에게 심리적 문제를 만드는 것은 아니다.
실제로 많은 아이들이 부모의 이혼 이후에도 안정적으로 적응하며
성장한다. 그러나 이혼 과정에서 갈등이 격렬하거나 변화가 갑작스
럽게 일어날 때, 아이의 불안은 크게 높아질 수 있다. 집이 바뀌고
생활 리듬이 달라진다. 부모를 만나는 시간도 달라진다. 어떤 아이
는 친구들에게 자신의 상황을 설명해야 한다는 생각만으로도 부담
을 느낀다. 그렇게 아이의 마음에는 설명하기 어려운 긴장과 불안

이 조금씩 쌓인다.

이런 상황에서 아이의 반응은 다양하게 나타난다. 어떤 아이는 아침마다 복통이나 두통을 호소한다. 어떤 아이는 말수가 줄고 무기력해진다. 어떤 아이는 짜증과 분노로 감정을 표현하기도 한다. 그리고 어떤 아이는 단순하게 이렇게 말한다.
"학교에 가기 싫어요."
부모에게 갈등이 없을 수는 없다. 의견이 다르고 감정이 부딪히는 일은 어느 가정에서나 일어난다. 중요한 것은 갈등이 존재하는가가 아니라, 그것이 아이 앞에서 어떤 방식으로 표현되는가이다. 아이들은 부모의 말뿐 아니라 표정과 목소리, 집 안의 공기까지 민감하게 느낀다. 큰 목소리, 거친 말, 문을 세게 닫는 소리 같은 장면은 어른들에게는 순간적인 감정의 표현일지 모르지만, 아이에게는 오래 남는 기억이 된다.

그래서 부모가 아이에게 꼭 전해주어야 할 말이 있다.
"엄마 아빠가 싸우는 건 너 때문이 아니야."
아이들은 생각보다 쉽게 자신을 원인으로 여긴다. 공부를 잘 못해서, 말을 안 들어서, 혹은 자신이 태어나서 부모가 힘들어진 것은 아닐까 스스로를 탓하기도 한다. 그래서 부모가 분명하게 말해주는 것이 필요하다. 이 한 문장은 아이의 마음에 남아 있던 불필요한 죄책감을 덜어준다.

그리고 또 하나 중요한 메시지가 있다.

부모의 관계는 변할 수 있지만, 아이에 대한 사랑은 변하지 않는다는 확신이다.

"엄마 아빠 사이의 관계는 달라질 수 있어. 하지만 너를 사랑하는 마음은 변하지 않아."

아이에게 가장 중요한 것은 부모가 서로 어떤 관계를 유지하고 있는가가 아니라, 자신이 여전히 사랑받고 있는 존재인지이다. 이 확신이 있을 때 아이는 변화 속에서도 조금씩 마음의 균형을 되찾는다.

아이에게 가정은 세상을 탐색하기 위한 출발점이다. 그곳이 안정적일 때 아이는 교실에서도 마음을 내려놓을 수 있고, 친구들과의 관계에서도 조금 더 편안해질 수 있다. 그래서 학교에 가기 싫다는 아이의 말 뒤에는 때때로 교실이 아니라 집에서 시작된 불안이 숨어 있을 수도 있다. 아이의 학교 문제를 이해하려면 학교만 바라보아서는 충분하지 않다. 아이를 둘러싼 삶 전체를 함께 바라볼 필요가 있다.

그 삶의 중심에는 언제나 가정이라는 작은 세계가 있기 때문이다.

Part 3

회복 프로세스

"아이의 속도를 존중하는 회복의 길"

심리적 안전감은

특별한 순간에 형성되지 않는다.

오히려 일상의 작은 순간들이

쌓여 만들어진다.

1

회복의 첫 단계
: 아이와 대화하는 법

아침마다 반복되는 긴장이 다시 찾아왔다. "일어나야지, 학교 갈 시간이야" 엄마의 목소리에, 고등학생 지유는 이불을 뒤집어쓴 채로 날카롭게 소리쳤다. "엄마 제발 그만 좀 하라고! 내가 알아서 한다니까. 엄마가 잔소리하는 게 제일 스트레스야. 진짜… 그냥 사라져 버렸으면 좋겠어" 학교를 안 보낼 수도 없고, 그렇다고 억지로 깨우는 것도 점점 더 힘에 부친다. 아이의 저항은 날이 갈수록 격렬해지고, 지유 엄마에게 아침은 하루의 시작이 아니라 전쟁을 치른 것처럼 황폐하다. '내가 뭘 잘못했을까, 왜 우리 아이는 이렇게 힘들까' 하는 자책과 불안에 사로잡힌다.

아이가 내뱉은 "사라져 버렸으면 좋겠다"는 말은 엄마에게 때론 가벼운 하소연처럼 들리기도 한다. 하소연으로 듣고자 하는 것은 어쩌면 엄마의 바람일지도 모른다. 아니라면 아이가 말하는 그 한마디가 엄마에게는 세상이 무너져 버리는 소리로 들릴 테니까. 하지만 안타깝게도 그 한마디는 학업 압박, 또래 관계의 긴장, 미래에 대한 막막함이 차곡차곡 쌓여가다가 감당하기 힘든 고통이 터져 나온 표현이다. 아이들은 종종 자기 감정을 명확하게 설명하지 못해, 과격한 말이나 행동으로 내면의 혼란을 드러낸다. 문제는 부모가 이를 '투정'이나 '게으름'으로만 받아들일 때다. 그 순간 아이는 자신의 절망이 누구에게도 전해지지 않는다는 좌절을 경험한다.

부모가 아이의 아픔을 있는 그대로 받아들일 때, 아이는 자신의 마음이 틀리지 않았다는 편안함을 느낀다. "네가 지금 많이 힘들구나", "이런 일로 화가 나는 게 당연해"라는 부모의 말을 들은 아이는 자신의 속마음이 소중하게 여겨지고 있다고 느낀다. 이런 받아줌은 아이가 자신의 마음을 숨기거나 괜찮은 척하지 않게 도와준다. 마음을 꾹꾹 눌러 담지 않고 자연스럽게 드러내는 법을 배우게 되고, 더 나아가 아이는 부모와 진짜로 이어져 있다는 느낌을 갖는다.

많은 부모들은 바로 받아주는 것과 그냥 놔두는 것을 같다고 생각한다. 아이의 마음을 받아준다고 해서 무엇을 해도 괜찮다고 하는 것은 아니다. "네가 화난 건 알겠어. 하지만 동생을 때리는 것은 안 돼"처럼, 마음은 받아주되 해도 되는 것과 안 되는 것의 선은 여전히 필요하다. 받아줌은 오히려 아이가 스스로 자신을 알아가고 마음을 다스리는 힘을 기를 수 있게 도와준다. 자신의 마음이 받아들여진다는 믿음이 있을 때, 아이는 비로소 그 마음을 좋은 방향으로 풀어나갈 방법을 배울 수 있게 된다.

부모가 받아주는 것은 아이에게 "너는 혼자가 아니야"라는 말을 전한다. 이것이야말로 모든 회복의 시작점이다. 문제를 서둘러 해결하려 들기보다는, 먼저 아이와 함께 그 자리에 있어주는 것. 그 따뜻한 함께함이 아이에게는 세상에서 가장 큰 힘이 되는 경험이 된다.

그렇다면, 부모는 어떻게 반응할 수 있을까?

아이의 말을 있는 그대로 되돌려 주거나 정리해서 들려주는 방법이 있다. 예를 들어 아이가 "엄마 제발 좀 그만해! 사라져 버렸으면 좋겠어"라고 소리칠 때, 부모는 바로 꾸짖거나 따지기보다 "엄마가 자꾸 얘기하는 게 너한테는 정말 큰 스트레스구나"라고 말해 줄 수 있다. 이 짧은 문장은 아이에게 '내 말을 들으려는 사람이 있구나'라는 신호가 된다. 아이는 여전히 힘들겠지만, 최소한 '내 마음이 틀렸다는 소리를 듣지 않았네'라는 편안함을 얻는다. 어머니들에게 자주 하는 말이 있다. 무슨 말을 해야 할지 모르겠다면, 그냥 아무 말도 하지 않는 것이 최선이라고.

다음으로는 아이의 마음 자체에 눈을 맞춰주는 것이다. 부모는 문제를 해결해주고 싶어 한다. "그럼 빨리 준비하고 학교 가면 되잖아"라는 말이 대표적이다. 하지만 이런 말을 들으면 아이는 '내 마음은 관심도 없구나', '나만 이상한 건가'라고 생각한다. 대신 "너가 그렇게까지 힘든지 몰랐어", "지금 네가 정말 지쳐 있다는 게 느껴져"라고 마음 자체를 알아주는 것이 필요하다. 문제를 해결하지 못하더라도 '내 마음을 엄마가 알아준다'는 경험은 아이에게 회복의 바탕이 된다.

마지막으로는 곁에 머물러 주는 것이다. 고등학생이 되면 부모와의 대화를 거부하거나 문을 걸어 잠그는 일이 잦다. 이때 부모가 "문 열어, 얘기 좀 하자"라며 다가가면 아이는 '또 잔소리구나', '내 마음은 상관없고 말만 하려는구나'라고 생각하며 더 강하게 거부한다. 그러나 조용히 문 앞에 물 한 잔을 두거나, 같은 공간에서 말없이 머물러 주면 아이는 다르게 느낀다. 말이 오가지 않아도, 부모가 서두르지 않고 곁을 지켜주는 태도에서 아이는 "엄마가 내 편에 서 있구나", "혼자가 아니구나"라는 느낌을 받는다. 최근 한 드라마에서 방안에 갇혀 몇 년간 나오지 못한 한 여학생의 이야기가 나왔다. 몇 년 동안 한결같이 기다려 준 그녀의 할머니, "내가 여기에 서 있을게. 준비되면 나오렴" 이 한마디가 아이를 세상으로 다시 나오게 도왔다. 이런 조용한 함께함은 아이가 다시 입을 열 수 있는 여지를 만든다.

그러나 반대로, 하지 말아야 하는 반응도 있다.

아이가 힘들다고 말할 때 "네가 뭘 그렇게 힘들다고 그래, 다들 똑같이 학교 가잖아"라고 되받아치면 되받아치는 순간 아이는 마음의 문을 닫는다. 아이는 자신의 고통이 비교당하고 가볍게 취급되었다고 느낀다. 또 "그러니까 네가 계획적으로 생활해야지, 정신력으로 버텨야 돼"라는 말은 충고처럼 보이지만, 이미 지쳐 있는 아이를 더 큰 죄책감 속에 몰아넣는다. '네가 더 잘했으면 문제가 생기지 않았을 거야'라는 메시지를 던지는 것이기 때문이다. 차라리 모르는 척하는 것이 낫다고 생각할 수도 있지만, 그것은 더 큰 문제이다. "또 시작이네, 네 마음은 별거 아니야"라는 태도는 아이가 자신의 감정이 가치 없고, 표현해도 소용없다는 결론에 이르게 만든다. 이처럼 반박과 충고, 그리고 무시는 모두 아이의 마음을 닫히게 만든다. 부모가 아무리 선의로 했다 하더라도, 아이의 입장에서는 자신의 고통을 안전하게 표현할 수 있는 곳이 없다는 신호로 받아들이게 된다.

회복은 특별한 해결책에서 시작되지 않는다. 반영적으로 들어주고, 감정에 초점을 맞추며, 곁에 머물러 주는 이 단순한 태도들. 그것들이 쌓일 때, 아이의 닫힌 마음은 조금씩 열리기 시작한다. 결국 아이의 삶을 앞으로 움직이게 하는 가장 단단한 힘은, 부모의 인정과 기다림에서 비롯된다.

생각해 보자. 나는 어떤 엄마로 살고 있는가?

2

안전한 공간 만들기
: 가정에서 심리적 안정감 키우기

아이의 삶을 앞으로 가게 하는 가장 단단한 힘은, 부모의 인정과 기다림에서 비롯된다. 이러한 인정과 기다림이 실제로 효과가 있으려면, 먼저 아이가 안심하고 자신을 드러낼 수 있는 환경이 만들어져야 한다. 우리 아이에게 가정은 어떤 공간일까? 매일 돌아가야 하는 의무적인 장소일까, 아니면 언제든 기댈 수 있는 안전한 피난처일까?

아이에게 집은 단순한 생활 공간보다 큰 의미가 있다. 하루 동안 학교나 또래 관계에서 겪은 경험을 소화하고, 긴장된 마음을 풀어내며, 다음 단계를 준비하는 회복의 장소이다. 문을 열고 들어섰을 때 부모의 눈빛이 따뜻한지, 아니면 차가운 지적부터 시작하는지, 이러한 작은 자극부터 아이의 마음에 깊은 인상을 남긴다. 반복되는 비난이나 무심한 반응은 아이로 하여금 집마저 불편한 곳이라고 느끼게 하고, 반대로 실수를 감싸 주거나 있는 그대로의 마음을 들어주는 태도는 집을 안전한 기지로 경험하게 만든다.

심리적 안정감은 특별한 순간에 형성되지 않는다. 오히려 일상의 작은 순간들이 쌓여 만들어진다. 부모가 바쁜 와중에도 아이의 이야기를 잠시 멈추고 들어주는 경험, 화를 내고 나서도 스스로 사과하는 모습, 아이가 실패했을 때 "괜찮아, 다시 해볼 수 있어"라고 말해 주는 태도는 아이에게 중요한 메시지를 전달한다.

"나는 이 집에서 실수해도 괜찮고, 있는 그대로의 나로 받아들여진다" 이 믿음은 아이가 도전과 좌절을 반복하면서도 자기 자신을 잃지 않게 하는 심리적 기반이 된다. 가정이 이렇게 안전한 공간으로 자리 잡을 때, 아이는 세상에서 부딪히는 불확실함에도 쉽게 흔들리지 않는다. 학교에서의 갈등이나 성적에 대한 압박, 또래 관계에서의 긴장 같은 상황도 결국 다시 돌아와 안정을 찾을 수 있는 공간이 있다는 사실만으로도 견딜만해진다. 부모의 인정과 기다림은 아이의 정신적 회복력을 길러주는 가장 중요한 자원이다. 아이는 앞으로 만날 다양한 관계와 도전에 어떻게 대처하기를 바라는가? 부모의 인정과 기다림은 아이의 정신적 회복력을 길러 주는 가장 중요한 자원이자 심리적 토대가 된다. 그러니 아이에게 안전한 공간을 만들어 주자. 생각보다 어렵지 않으니 하나하나 세팅해 보자.

무엇보다 부모가 자신의 감정을 다룰 수 있어야 한다. 아이가 짜증을 내거나 버럭 화를 낼 때 부모가 같은 강도로 맞받아치면 집은 곧장 긴장과 갈등의 공간으로 변한다. 그러나 잠시 숨을 고르고 차분히 대답할 때 상황은 달라진다. "엄마도 지금 화가 나. 그런데 네 마음을 먼저 이해하고 싶어”라는 말은 아이에게 집에서는 감정을 솔직하게 드러내도 괜찮고, 그 감정을 다룰 방법이 있는 곳이라는 신호가 된다. 부모가 스스로 감정을 조절하고 회복하는 모습을 보여줄 때 아이는 감정을 두려워하지 않고 다루는 법을 자연스럽게 배운다.

실패를 대하는 태도는 집을 안전한 공간으로 만들기도 하고, 반대로 그렇지 못하게 하기도 한다. 시험에서 문제가 틀렸을 때 “왜 이것도 못 했어?”라는 말은 아이에게 집은 실수를 숨겨야 하는 곳이라고 여기게 만든다. 반대로 “이 문제 덕분에 네가 새롭게 알게 된 게 있네”라고 말하면, 집에서는 실수해도 괜찮고 다시 시도할 수 있는 곳으로 느낀다. 부모가 자신의 실수를 아이와 나누거나 화낸 뒤 솔직하게 사과하는 모습은 “실패는 끝이 아니라 다시 시작할 수 있는 기회”라는 메시지가 된다. 아이는 이러한 경험을 통해 실패는 두려워하는 게 아니라 새로운 시도를 하는 게 의미가 있다는 메시지로 바꿔서 해석할 수 있는 힘이 생긴다.

무엇보다 안정감은 특별한 순간이 아니라 일상 속 작은 의식에서 더욱 단단해진다. 잠들기 전 하루 중 가장 즐거웠던 순간을 나누는 대화, 주말 아침에 함께 걷는 산책, 식탁에서 모여 하루 이야기를 나누는 습관 같은 단순한 반복이 아이의 마음에 예측 가능성과 안정감을 심어준다. 세상에서 겪는 수많은 불확실함 속에서도, 집에 돌아오면 늘 같은 자리에 있는 부모와 같은 시간에 나누는 대화가 기다리고 있다는 사실은 곧 회복의 자원이 된다.

아이는 평소에 쌓아둔 긍정적인 관계 경험을 통해 힘든 순간을 견디게 하는 힘을 얻는다. 함께 요리하며 웃었던 기억, 사소한 농담으로 깔깔 웃었던 순간, 소파에 나란히 앉아 영화를 보던 저녁시간이 힘이 되는 기억이 된다. 학교에서 상처를 받고 돌아왔을 때, 아이는 무의식적으로 그 기억을 꺼내어 스스로를 달랜다. "그래도 나는 혼자가 아니야, 우리 집에서는 웃을 수 있어" 부모와의 좋은 순간이 차곡차곡 저장된 아이의 내면은 위기 상황을 견디고 다시 회복할 수 있는 든든한 버팀목이 된다.

이와 함께 집의 물리적 환경도 아이의 안정감을 강화한다. 좋아하는 그림이나 사진을 붙여둔 벽, 편하게 쉴 수 있는 소파나 쿠션, 작은 책상 같은 요소는 단순한 장식이 아니라 "여기서는 네가 편하게 쉴 수 있다"는 메시지다. 부모와 아이가 함께 방을 꾸미거나 공부할 자리를 정리하는 과정 자체가 정서적 안정감을 키운다. 공간은 곧 신호이고, 아이는 그 신호 속에서 집을 피난처로서 안전하다고 느낀다. 지금 우리집은 아이에게 피난처일까? 전쟁터일까? 아직 늦지 않았다.

오늘 이 순간부터, 아이를 위한 공간과 대화의 시간을 가져보는 것이 어떨까?

| 3 |

전문가와 함께하는 여정
: 상담과 치료 과정 이해하기

아이의 등교 거부 문제를 어떻게 풀어야 할지 몰라 막막해하다가 결국 막다른 길에 닿아서야 병원을 찾는 부모들이 많다. 때로는 아이가 혼자 병원을 찾아오거나, 부모만 상담을 받거나, 혹은 학교에서만 애쓰는 경우도 있다. 그러나 등교 거부는 아이 혼자만의 문제가 아니다. 아이, 가정, 학교, 그리고 전문가가 함께 손을 잡아야 비로소 길이 열린다.

병원 문을 여는 일은 결코 쉽지 않다는 사실을 많은 부모에게 들었다. 예전보다 정신건강의학과를 찾는 일이 흔해졌다고는 하지만, 막상 내 아이 문제라면 발걸음이 쉽게 떨어지지 않는다. '혹시 큰 병은 아닐까', '괜히 낙인이 찍히지는 않을까' 하는 걱정 때문에 부모들은 오랫동안 망설인다. 그러나 막상 용기를 내 상담실 문을 열면, 그 순간부터 혼자는 막막했던 문제의 답을 보기 시작한다.

그렇다면 언제쯤 병원을 찾아야 할까? 아침마다 반복적으로 배가 아프다고 하거나, 눈물과 불안이 몇 주 이상 이어지고, 성적이 떨어지거나 친구 관계를 피하려는 모습이 계속된다면 신호를 놓치지 말아야 한다. 등교 거부 때문에 잠을 제대로 자지 못하고 밥도 잘 먹지 못하며, 집 안에서도 무기력하게만 지낸다면 혼자 해결하기는 어렵다. 이런 경우에는 늦지 않게 전문가의 도움을 받는 것이 필요하다. 조기 개입은 아이의 회복을 훨씬 수월하게 만든다.

병원에 오면 가장 먼저 아이의 상태를 자세히 살펴본다. 이 과정에서 심리검사가 도움이 된다. 부모들은 종종 심리검사를 '시험'처럼 생각하지만, 사실은 아이 마음을 들여다볼 수 있는 돋보기에 가깝다. "불안하다", "우울하다"라는 간단한 말로는 설명되지 않는 부분들을 객관적으로 보여주는 도구라고 생각하면 쉽다. 심리검사를 통해 아이의 심리 상태뿐만 아니라 기본적인 발달 역량도 알 수 있다. 우리가 흔히 아이큐 검사로 알고 있는 지능검사는 전체 점수만 중요한 게 아니다. 언어를 얼마나 이해하고 활용하는지, 문제를 어떻게 풀어내는지, 시각적 · 공간적 정보를 처리하는 능력은 어떤지 등 다양한 면모를 보여준다.

어떤 아이는 언어적 사고가 강점이지만 비언어적 처리에 약하고, 어떤 아이는 수학적 사고는 뛰어나지만 말로 표현하는 것이 서툴다. 이런 차이들은 학교생활 속 어려움의 배경을 설명해준다. 사회적 지능이나 정서 지능을 살펴보면 또래 관계 속에서 얼마나 공감하고 소통하는지, 감정을 얼마나 잘 이해하고 다루는지 알 수 있다.

투사적 검사나 그림 검사는 아이가 말로 표현하지 못한 마음속 불안을 엿볼 수 있는 창과 같다. 예를 들어 아이가 반복적으로 어둡고 닫힌 공간을 그린다면, 자신도 설명하기 어려운 압박감이나 두려움을 느끼고 있을 가능성이 있다. 이런 검사는 아이의 무의식적 불안을 이해하고, 치료의 방향을 세우는 데 도움을 준다. 또, 아이가 산만해 보이거나 집중을 어려워한다면 주의집중검사나 실행기능검사를 고려해 볼 수 있다. 단순히 '산만하다'는 인상에 머물지 않고, 실제로 얼마나 오래 주의를 유지할 수 있는지, 작은 자극에도 쉽게 흔들리는지를 객관적으로 확인할 수 있다.

물론 모든 아이에게 검사가 필요한 것은 아니다. 하지만 아이가 반복적으로 힘들어하거나 원인을 말로 설명하기 어려워할 때, 검사는 부모와 아이 모두에게 큰 도움이 된다. 부모에게는 막연했던 걱정을 구체적인 정보로 바꾸어 주고, 아이에게는 "내가 왜 힘들었는지"를 이해할 수 있는 언어를 만들어 준다. 결국 심리검사는 단순한 점수가 아니라, 아이의 마음을 이해하기 위한 지도 한 장이라고 생각하면 된다. 그 지도를 통해 부모와 전문가가 함께 아이의 회복 방향을 찾아가는 것이다.

많은 부모들이 가장 두려워하는 부분은 약물 치료이다. "정신과 약을 먹으면 평생 의존하게 되지 않을까?" 하는 걱정이 대표적이다. 모든 아이가 약물을 필요로 하는 것은 아니다. 치료의 기본은 상담, 부모 교육, 그리고 학교와의 협력이다. 다만 불안이 너무 심해 일상

기능이 거의 불가능할 정도이거나, 우울로 인해 식사나 수면조차 유지하기 어려운 경우라면 약물이 큰 도움이 된다. 약물은 단독으로 쓰이기보다는 상담, 행동치료, 부모 개입과 함께 병행될 때 가장 효과적이다. 마치 깁스를 한 뒤 물리치료를 병행하는 것처럼, 약물은 아이가 치료 과정을 버틸 수 있도록 돕는 보조 역할에 가깝다.

무엇보다 중요한 것은 이 모든 과정이 전문가만의 몫이 아니라는 사실이다. 아이는 혼자 힘으로는 긴 여정을 버티기 어렵다. 부모가 아이의 두려움을 이해하고 작은 변화를 지지해 주어야 하고, 학교는 아이가 돌아올 수 있도록 유연하게 환경을 조율해 주어야 한다. 가족과 학교, 전문가가 함께 삼각형의 축을 이룰 때 아이는 안전하게 회복할 수 있다. 상담과 치료의 길은 결국 아이 혼자가 아니라, 부모와 교사, 그리고 전문가가 함께 걸어가야 하는 과정이다.

| 4 |

점진적 노출
: 불안을 한 걸음씩 이겨내는 방법

"무서운 건 여전하지만, 아주 조금은 덜 무서워졌어요."

등교 두려움을 이겨낸 초등학생 민재의 고백이다. 짧은 말이지만 그 속에는 불안을 이겨내는 길이 얼마나 긴지, 그리고 그 길 끝에 작은 희망이 있다는 사실이 담겨 있다. 불안은 한 번에 사라지지 않는다. 그것을 이겨내는 일은 단 한 번의 싸움이 아니라, 아주 작은 걸음을 계속 이어가는 긴 여정이다.

이 장에서는 그 여정을 가능하게 하는 두 가지 방법, '조금씩 익숙해지기(점진적 노출)'와 '움직이면서 나아가기(행동 활성화)'에 대해 이야기하려 한다.

불안을 느낄 때 사람의 가장 자연스러운 반응은 피하는 것이다. 아이들이 "학교 가기 싫어"라며 이불 속으로 숨거나, 아침마다 배가 아프다고 말하는 것도 불안을 피하려는 마음 때문이다. 하지만 피하면 불안이 줄어드는 게 아니라, 오히려 더 커진다. 학교를 가지 않으면 잠깐은 편할 수 있지만, 다음 날 아침 등교를 떠올리면 전날보다 더 무섭다. 불안을 피할수록 불안은 자라나고, 아이는 점점 세상과 멀어지게 된다. 이 악순환을 끊기 위해서는 아이가 두려운 상황을 조금씩 마주해 볼 수 있도록 도와야 한다. 단, 갑자기 몰아붙이거나 강제로 시키는 건 오히려 두려움을 더 키운다. 중요한 건 아이가 '이 정도면 괜찮다'고 느낄 만큼의 속도로 천천히 나아가게 하는 것이다.

'조금씩 익숙해지기'란, 아이가 무서워하는 상황을 여러 단계로 나누어 한 걸음씩 시도해 보는 방법이다. 이렇게 해서 아이는 "내가 해낼 수 있었어"라는 경험을 하나씩 쌓게 되고, 불안은 점점 작아진다. 그리고 그 작아진 불안만큼 아이는 자신감과 용기를 얻게 된다.

불안을 줄이는 또 다른 방법은 '움직이면서 나아가기', 즉 행동 활성화다. 불안을 느낄 때 우리는 가만히 있고 싶어진다. 아무것도 하지 않으면 당장은 덜 불안할 수 있다. 하지만 오래 멈춰 있으면 마음의 에너지가 점점 줄고, 우울감이 깊어진다. 그래서 아이가 무기력해 보일 때는, 아주 작은 움직임부터 시작하는 게 중요하다.

예를 들어 아침에 이불에서 일어나 세수하기, 산책하기, 좋아하는 음악 듣기처럼 몸을 조금이라도 움직이게 도와주는 것이다. 이런 작고 단순한 행동이 마음의 기운을 깨운다. 행동 활성화는 "기분이 나아져야 움직인다"가 아니라, "움직여야 기분이 조금씩 나아진다"는 원리를 기반으로 한다. 아이의 하루에 작은 활동들을 더하면서, ‘나도 할 수 있다’는 감각을 회복하게 하는 것이 핵심이다.

초등학교 5학년 민재는 한동안 학교에 가지 못했다. 아침마다 배가 아프다며 몸을 움츠렸고, 친구들과 마주하는 일이 너무 무섭다고 말했다. 진료실에서 처음 만난 날, 민재는 긴장된 얼굴로 말이 적었고, 곁에서 눈치를 살피던 어머니는 더 불안해 보였다. 담임선생님 역시 적극적으로 도움을 주고 싶어 하셨고, 민재와 부모님의 동의 아래 선생님도 치료 과정에 함께 참여하게 되었다.

민재의 복귀를 위해 우리는 단계별 계획을 세웠다. 먼저 학교 앞까지 엄마와 산책하며 공간에 익숙해지도록 했고, 이후에는 교실에 들어가지 않더라도 보건실에서 한 시간을 머무르는 것으로 시작했다. 그 다음에는 1~2교시만 참여하고 귀가했으며, 점차 점심시간까지 머무는 날을 늘려갔다. 마지막 단계는 하루 종일 수업에 참여하는 것이었다. 이 모든 과정은 민재가 직접 동의하고 선택한 것이며, 각 단계를 달성할 때마다 작은 보상이 주어졌다. 민재는 한 달 동안 자신의 속도로 서서히 학교에 복귀했고, 그 과정에서 ‘나는 할 수 있다’는 자신감을 되찾아갔다.

불안이나 우울로 무기력해진 아이들은 종종 “기분이 나아지면 할게요”라고 말한다. 하지만 실제로는 행동을 먼저 해야 기분이 따라온다. 이것이 행동 활성화의 핵심이다. 행동 활성화는 의미 있고 즐거움을 줄 수 있는 활동을 계획적으로 시도하게 하여 정서 회복을 유도하는 접근이다. 아이가 아무것도 하지 않고 있을수록 불안과 무기력은 더 깊어진다. 반대로 아주 작은 활동이라도 시작하면 뇌는 긍정적인 신호를 받아들인다. 아침에 일어나 햇볕을 쬐거나, 좋아하는 간식을 만들어 보거나, 반려동물과 산책을 하는 것만으로도 변화가 시작된다. 이런 활동은 단순한 기분 전환을 넘어 아이가 다시 세상과 연결되는 작은 고리가 된다. 특히 회피에 익숙해진 아이일수록, 스스로 계획하고 실행하며 '내가 내 삶을 조절할 수 있다'는 감각을 회복하는 경험이 중요하다.

노출과 행동 활성화에서 중요한 것은 속도나 횟수가 아니다. 아이가 느끼는 감정에 민감하게 반응하고, 그 속도에 맞춰 함께 걸어주는 것이 핵심이다. 이 과정에서 부모의 역할은 무엇보다 크다. "이 정도면 충분히 잘했어"라는 말 한마디만으로도 아이는 자신의 노력을 긍정적으로 받아들인다. 실패하더라도 "괜찮아, 다시 시도해보자"라는 메시지를 계속 느끼도록 해주는 것이 필요하다. 아이와 함께 계획을 세우고 동의를 구하는 과정 자체가 이미 자율성을 높이는 경험이며, 결과보다는 시도 자체를 인정하고 칭찬해주는 태도가 회복을 더욱 단단하게 만든다.

두려움을 마주하는 일은 어른에게도 쉽지 않다. 아이가 무언가를 시도할 용기를 냈다는 사실만으로도 충분히 칭찬받아야 한다. 점진적 노출과 행동 활성화는 오늘보다 조금 더 나은 내일을 만들어가는 회복의 방식이다. 작은 걸음들이 모여 결국 아이의 삶을 변화시킨다. 그리고 그 곁에서 묵묵히 함께 걸어주는 부모의 존재는 무엇보다 큰 힘이 된다. 그것이 우리가 기억해야 할 희망의 메시지다.

5

대안적 교육 경로 탐색하기
: 홈스쿨링부터 대안학교까지

학교를 그만두었다고 해서 아이의 배움이 끝나는 것은 아니다. 오히려 이 시점은 '어떻게 배우고 성장할 것인가'라는 근본적인 질문을 다시 던질 수 있는 기회이다. 한국 사회에서 여전히 학교 밖은 낯설고 두려운 공간으로 여겨지지만, 실제로는 다양한 교육적 대안과 경로가 존재한다. 아이가 학교에서 채우지 못한 부분을 담아갈 수 있고, 아이에게 좀 더 편안한 환경이 된다면 조금 더 편하게 받아들일 수 있지 않을까? 여기서 학교 밖 청소년들에 대한 이야기를 해보고자 한다.

가장 먼저 떠오르는 방식은 홈스쿨링이다. 부모와 아이가 함께 일상의 경험 속에서 학습을 이어가는 이 방식은 교과서적인 지식 습득보다 아이의 관심사와 속도에 맞춘 배움이 가능하다는 점이 큰 장점이다. 자연 속에서의 체험, 부모의 직업과 연결된 경험, 책을 통한 깊은 대화는 아이가 학교에서 얻지 못했던 생생한 배움이 될 수 있다. 무엇보다 가족과 함께 시간을 보내며 정서적 안정감을 얻을 수 있다는 것은 쉽게 간과할 수 없는 부분이다. 그러나 부모의 시간적·경제적 여건이 뒷받침되어야 하고, 또래 관계 형성의 기회가 부족해질 수 있다는 점은 현실적인 고민으로 남는다.

또 다른 선택지는 대안학교다. 대안학교는 정규 학교 제도 안팎에서 다양한 철학과 교육 방식을 실험하는 곳으로, 아이의 개성과 흥미를 존중하며 협력과 경험 중심의 학습을 강조하는 경우가 많다. 입시 위주의 성취보다는 삶의 기술, 공동체 경험, 예술적 표현 등을 중시하는 학교도 있다. 이러한 학교에서 아이는 억눌림 대신 존중을 경험하고, 자기다운 방식으로 성장한다. 하지만 학비와 접근성, 그리고 여전히 사회적으로 존재하는 편견이 부모와 아이에게는 부담으로 다가올 수 있다.

이와 같은 맥락에서 아주대학교와 수원시 정신건강복지센터가 함께 운영했던 '로움학교'는 의미 있는 사례로 남아 있다. 이곳에는 불안, 우울, 대인관계 어려움 등으로 인해 기존 학교에서 버티기 힘들었던 아이들이 모였다. '로움학교'는 학업을 이어가는 통로뿐만 아니라, 아이들이 자기 자신을 긍정적으로 바라보고 세상과 다시 연결될 수 있도록 돕는 공간으로서 자리매김하고 있다. 그곳에서 아이들은 교과서적 지식보다 '자신의 마음을 이해하는 방법'과 '다른 사람과 관계 맺는 연습'을 배워나갔다.

조별 활동 속에서 오랜만에 웃음을 되찾은 아이, 음악과 그림을 통해 감정을 표현하며 억눌린 마음을 풀어낸 아이, 그리고 한발자국씩 용기를 내어 교실에 들어서던 아이까지, 그들의 작은 변화는 곧 '세상을 바라보는 새로운 빛'을 얻어가는 과정이었다. 로움학교를 졸업한 후 다시 일반 학교로 돌아가기도 하고, 검정고시나 직업훈련이라는 다른 경로를 선택한 아이들도 있었다. 중요한 것은 어떤 길을 택했느냐가 아니라, 그 과정에서 '나는 여전히 배울 수 있고, 살아갈 힘이 있다'는 감각을 회복했다는 점이었다. 그 경험은 아이들에게 단순한 교육 이상의 의미, 즉 자기 존재를 인정받는 경험이자 새로운 삶을 시작하는 원동력이 되었다.

팬데믹 이후 급격히 확산된 온라인 교육도 중요한 대안이 된다. 다양한 강좌 플랫폼, 원격 학습 커뮤니티, 맞춤형 튜터링을 통해 아이가 원하는 분야를 깊이 탐구할 수 있다. 특히 지역적 제약이 크거나 특수한 관심 분야를 배우고 싶은 아이들에게는 이전에는 상상하기 어려웠던 기회가 열린다. 그러나 자기 주도적 학습 능력이 충분하지 않다면 지속적으로 배움을 이어가기 어렵다는 점에서 부모의 조율과 지지가 필요하다.

한편, 제도권에서도 학교 밖 청소년을 돕기 위한 장치들이 마련되어 있다. 대표적인 것이 '학교 밖 청소년 지원 센터(꿈드림)'이다. 이곳에서는 검정고시 준비, 진로 탐색, 심리 상담, 또래 관계 형성까지 다양한 지원을 받을 수 있다. 아이가 혼자가 아니라는 사실을 경험하게 되는 것은 아이와 부모 모두에게 큰 힘이 된다.

결국 중요한 것은 어떤 대안이 옳으냐가 아니라, 어떤 길이 우리 아이에게 맞는가 하는 질문이다. 학교를 떠난다는 것은 그저 포기가 아니라 아이에게 더 잘 맞는 길을 탐색하는 과정일 수 있다. 학습의 연속성만이 아니라 정서적 안정과 자기 효능감을 회복하는 것 역시 중요한 목표가 된다. 부모와 아이가 함께 다양한 선택지를 살펴보고, 아이가 자기답게 살아갈 수 있는 길을 찾아가는 과정, 그 자체가 이미 교육의 또 다른 시작점이다.

6

재통합의 시간
: 학교로 돌아가는 과정 단계별 지원하기

아이가 다시 학교에 적응하는 모습을 어떻게 표현하면 좋을까. 오랫동안 고민했다. 머릿속에 떠오른 장면은 아이와 손을 잡고 천천히 걷는 순간이었다. 오늘은 현관문까지만 나서고, 내일은 학교 정문 앞까지 가 본다. 모레는 빈 교실 문턱을 살짝 넘는다. 이처럼 소소한 시도가 이어질 때 아이는 "나도 할 수 있구나"라는 자신감을 되찾고, 부모는 서두르지 않고 기다려 주는 법을 배운다.

아이들이 자주 내뱉는 말 중 하나는 "그냥 자퇴할래"다. 부모의 마음은 그 순간 철렁 내려앉는다. 하지만 이 말이 언제나 "학교를 완전히 그만두겠다"는 뜻은 아니다. 대부분은 지금이 너무 힘들고, 어디에도 기댈 곳이 없다는 신호다. 이럴 때 성급하게 "그래, 그럼 그만둬" 혹은 "말도 안 돼, 무조건 다녀야 해"라고 반응하면 아이는 더 깊이 움츠러든다. 너무 지쳤을 때 활용할 수 있는 제도가 자퇴 숙려제다. 보통 2주에서 7주 정도의 기간 동안 상담과 면담을 통해 아이의 진짜 마음을 천천히 살펴본다. 이 시간을 거치며 아이는 스스로 생각을 정리하고, 부모는 그 힘겨움이 일시적인지, 오래 쌓인 것인지 가늠할 수 있다. 무엇보다 아이에게 전해지는 메시지는 분명하다. "너무 힘들지? 당장 결론 내리지 않아도 괜찮아. 우리는 기다릴게" 이 말 한마디가 흔들리는 마음을 붙드는 지지대가 된다.

이 시기에는 상담실에 가는 길조차 멀게 느껴지는 아이도 있다. 아침에 신발끈을 묶다 눈물이 쏟아지고, 현관 앞에서 배가 아프다며 주저앉아 버리기도 한다. 이럴 때는 도움이 아이 쪽으로 찾아가는 방식이 필요하다. 보건소나 정신건강복지센터에서 제공하는 방문상담이 그 예다. 상담자가 집으로 찾아와 아이와 부모를 함께 만난다. 익숙한 공간에서 시작된 대화는 아이에게 덜 위협적으로 느껴지고, 상담자는 아이의 생활 모습을 직접 관찰하며 필요한 도움을 구체적으로 제안할 수 있다.

이 만남은 부모에게도 위로가 된다. "오늘도 학교에 못 보냈다"는 죄책감에 눌려 있던 부모에게 상담자는 말한다. "지금 중요한 건 학교에 가는 게 아니라, 학교와 연결되어 있다는 경험을 유지하는 겁니다" 그 한마디에 부모의 마음은 조금 가벼워지고, 아이는 "나를 만나러 와주는 사람이 있구나"라는 안도감을 느낀다. 문을 두드리는 소리 하나가 아이 마음 안쪽의 문을 여는 시작이 된다.

시간이 흘러 아이는 다시 학교 문 앞에 선다. 하지만 곧장 교실로 들어갈 필요는 없다. 학교 안의 위클래스는 아이가 숨을 고를 수 있는 완충지대가 되어 준다. 어떤 아이는 그곳에서 상담교사와 그림을 그리며 마음을 가라앉히고, 어떤 아이는 하루 일정을 적으며 "오늘은 여기까지 해보자" 하고 다짐한다. 불안이 밀려올 때는 의자에 앉아 심호흡을 하거나 창밖 운동장을 바라보며 잠시 마음을 정리한다. 보건실에서 한두 시간을 보내거나, 1·2교시만 참여하고 귀가하기도 한다. 중요한 것은 속도가 아니라 "학교에 다녀왔다"는 경험이 차곡차곡 쌓이는 일이다. 담임과 상담교사는 서로 신호를 주고받으며 아이의 상태를 살핀다. 아이는 교실이 더 이상 두려운 공간이 아니라, 다시 돌아올 수 있는 일상의 일부임을 배워 간다. 작은 성공이 반복될수록 아이의 내면에는 "나는 해낼 수 있어"라는 믿음이 자란다.

이 모든 과정에서 핵심은 성과가 아니라 속도를 존중하는 태도와 끈을 놓지 않는 마음이다. 자퇴 숙려제는 시간을, 방문상담은 손을, 위클래스는 공간을 내어 준다. 이 세 가지가 모이면 아이는 자신을 지키며 앞으로 나아갈 힘을 얻는다. 오늘은 정문 앞까지 걸었고, 내일은 빈 교실에서 잠깐을 버텼다. 모레는 친구와 눈을 마주쳤다. 그렇게 작은 발판을 밟아 가는 사이, 아이의 주머니에는 부모와 교사, 상담자에게서 들은 따뜻한 말들이 하나씩 쌓인다.

불안이 밀려올 때마다 아이는 그 말들을 떠올리며 견뎌 낸다. 그리고 어느 날, 문득 자기 자리에 앉아 수업을 듣는 자신을 발견한다. 학교로 돌아가는 길은 거창한 결심이 아니라, 이렇게 마련된 작은 발판을 하나씩 밟아 가는 과정임을 우리는 알게 된다.

7

재발 방지를 위한 예방책
: 지속적인 모니터링과 조기 개입

아이의 회복은 직선처럼 곧게 이어지지 않는다. 어떤 날은 놀라울 만큼 가볍게 교실 문을 열고 들어가지만, 또 어떤 날은 현관 앞에서 눈물이 터진다. 부모와 교사는 이런 '흔들림'을 두려워하기보다 자연스러운 과정으로 받아들여야 한다. 중요한 것은 다시 힘들어지는 순간을 놓치지 않고, 그때 어떻게 반응할지 미리 준비되어 있는가이다.

나는 이 과정을 돕는 틀을 '세 단계 회복 루틴'이라고 부른다. 경보, 대응, 복귀의 세 단계로 이루어져 있다. 첫 번째는 경보다. 아이가 다시 힘들어지고 있다는 신호를 놓치지 않는 것이 출발점이다. 아침마다 배가 아프거나 두통을 호소할 때, "오늘만 빼고 가면 안 돼?" "차라리 자퇴할래" 같은 말이 반복될 때는 마음의 경보음이 울리고 있는 것이다. 숙제를 미루거나 수면이 불규칙해지는 것도 신호일 수 있다. 나는 병원에서 아이들에게 '주간 리랩(Weekly Relapse Check)'이라는 미션을 제안한다. 매일 불안 정도를 0점에서 10점 사이로 기록해 보는 것이다. 이 점수가 2주 이상 연속으로 2 이상 오르면 "지금 다시 힘들어지고 있어"라는 뇌의 신호로 받아들여야 한다.

두 번째는 대응이다. 경보 신호가 감지되면 부모는 당황하거나 혼내기보다, 미리 준비된 대응 루틴을 실행해야 한다. 일과의 강도를 약 20퍼센트 줄여 하루 5교시 대신 4교시만 참여하게 하거나, 특히 힘들어하는 과목을 잠시 쉬게 한다. 그리고 즉시 휴식 루틴을 적용한다. 2분간의 깊은 호흡, 물 한 잔 마시기, 짧은 산책처럼 단순한 행동이 긴장을 완화하는 데 효과적이다. 가능하면 48시간 안에 담임, 상담교사, 부모가 함께 만나 아이의 상황을 공유하고, 학습과 생활의 균형을 조율한다. 중요한 것은 연결이 완전히 끊기지 않도록 하는 것이다. 일주일 안에는 학교 정문 앞까지 동행하기, 위클래스에서 30분 머물기처럼 작고 안전한 시도를 다시 시작해야 한다.

세 번째는 복귀다. 재발은 실패가 아니라, 다시 일어서는 힘을 기르는 과정이다. 부모는 아이가 해낸 작은 성공을 놓치지 말고 의미 있게 짚어주어야 한다. "오늘은 정문 앞까지 갔구나", "어제보다 10분 더 버텼네. 네 안에 힘이 있구나"처럼 구체적이고 따뜻한 언어가 아이의 자존감을 지탱한다. 보상보다 중요한 것은 성공의 의미를 언어로 남기는 일이다. 부모와 아이가 하루의 성취를 한 줄씩 기록해 가면, 그 기록이 앞으로 나아갈 힘이 된다.

이 과정을 일주일 단위로 점검하는 방법이 '주간 리랩'이다. 불안 수

Weekly Relapse Prevention (주간 리랩) 기록지 작성법

이 기록지는 아이의 불안 수준과 회복 과정을 주간 단위로 점검하기 위한 도구입니다.

1. 매일 아침 아이의 불안 점수를 0~10으로 기록합니다.

2. 신체 증상이나 회피 발언이 있었는지 적습니다.

3. 실행한 휴식 루틴(호흡, 물 마시기, 산책 등)을 기록합니다.

4. 그날의 작은 성공을 구체적으로 적어줍니다.

5. 부모 · 교사가 체크한 내용을 간단히 남깁니다.

6. 주간 말에는 경보 신호, 대응 전략 실행 여부, 의미 있는 변화를 정리합니다.

요일	아침 불안 점수 (0~10)	신체 증상 · 회피 발언	실행한 휴식 루틴	오늘의 작은 성공/ 부모교교사체크
월				
화				
수				
목				
금				
토				
일				

이번 주 경보 신호: ______________________________

대응 전략 실행 여부: ☐감속 ☐루틴 체크인 ☐미세노출

이번 주 의미 있는 변화 한 줄: ____________________

이 기록지는 단순한 표가 아니다. 부모와 아이가 함께 대화하는 통로이며, 교사와 상담자에게 아이의 상태를 공유하는 매개체가 된다. 무엇보다 아이에게는 "내가 흔들려도, 다시 돌아올 수 있는 길이 마련되어 있다"는 경험을 제공한다.

준, 경보 신호, 대응 전략, 작은 성공을 함께 적어보는 것이다. 매일 아침 불안 점수를 쓰고, 신체 증상이나 회피 발언이 있었는지 체크하며, 휴식 루틴과 잘해낸 일을 간단히 기록한다. 일주일이 지나면 "이번 주에 어떤 신호가 있었는가, 우리는 어떻게 대응했는가, 무엇이 달라졌는가"를 함께 돌아본다. 이 과정은 단순한 점검이 아니라 부모와 아이가 대화할 수 있는 통로가 된다. 그리고 교사나 상담자에게 아이의 상태를 자연스럽게 공유할 수 있는 매개가 되기도 한다. 무엇보다 아이에게는 "내가 흔들려도 다시 돌아올 수 있는 길이 있다"는 확신을 심어주는 경험이 된다. 그 확신이 재발을 막는 가장 든든한 보호막이다.

이 기록지는 단순한 표가 아니다. 부모와 아이가 함께 대화하는 통로이며, 교사와 상담자에게 아이의 상태를 공유하는 매개체가 된다. 무엇보다 아이에게는 "내가 흔들려도, 다시 돌아올 수 있는 길이 마련되어 있다"는 경험을 제공한다.

8

트라우마 치유
: 안정화와 노출 기법

초등학교 4학년 민경이는 학교가 무섭다고 했다. 초등학교 3학년이 되던 해, 교실 안에서 친구들 앞에 서서 발표하다가 머리가 하얘지며 말을 잇지 못한 적이 있었다. 순간 친구들의 웃음이 터져 나왔고, 선생님의 "좀 더 준비를 했어야지"라는 말이 겹쳐 들렸다. 그날 이후 아이는 발표만 생각하면 심장이 두근거리고 손에 땀이 차올랐다. 시간이 지나며 발표뿐 아니라 교실 문을 열고 들어가는 일, 책상에 앉아 있는 일조차 버거워졌다. 결국 아이는 아침마다 배가 아프다고 호소하며 학교에 가기를 거부했고, 4학년이 되어서야 병원에 내원했다.

이처럼 어떤 부정적인 사건을 경험하면, 우리의 뇌는 그 사건의 사실만을 기억하는 것이 아니라 그 순간의 감정, 신체의 긴장, 주변의 감각까지 함께 저장한다. 그래서 동일한 상황이 아니더라도 비슷한 감정을 불러일으키는 자극이 나타나면, 그때의 경험이 되살아나듯 반응한다. 아이들은 그때마다 심장이 빨리 뛰고 몸이 굳기도 하고,

자극이 될 만한 상황을 피해버리기도 한다. 때론 불현듯 사건을 다시 떠올리거나 꿈에 반복적으로 나타난다. 아이가 학교를 가지 않으려 하는 이유가 게으르거나 의지가 약해서가 아니라, 학교라는 공간과 또래, 교과서라는 자극이 이미 뇌 속에서 '위험 신호'로 연결되어 있기 때문이다.

따라서 치유의 첫 단계는 아이가 지금 이 순간, 실제로는 안전한 환경에 있음을 경험하게 해주는 것이다. 불안을 조절할 수 있는 힘을 되찾아야만 두려움에 맞설 준비가 가능하다. 예를 들어 숨을 천천히 들이마시고 내쉬게 하는 단순한 호흡 조절만으로도 신경계의 긴장이 완화된다. 손발을 힘주어 눌러보거나 주변의 차갑거나 따뜻한 사물을 만지며 감각에 집중하게 하면, 불안이 마음속 기억에서가 아니라 지금 눈앞의 현실과 연결되어 있음을 깨닫게 된다. 또 어떤 아이에게는 "나는 지금 안전하다", "괜찮아, 곧 지나갈 거야"라는 짧은 문장을 되뇌는 것만으로도 자기 진정 효과가 생긴다. 이러한 연습을 반복하면서 아이는 '불안이 올라와도 내가 진정할 수 있다'는 경험을 쌓아가게 되고, 이는 곧 회복을 위한 토대가 된다.

안정화가 어느 정도 가능해졌을 때 우리는 조금 더 나아가 두려움을 직면하는 연습을 한다. 이를 노출 기법이라고 한다. 중요한 원칙은 '천천히, 그리고 통제된 방식으로'다. 갑자기 아이를 학교에 데려다 놓는다고 해서 치유가 이루어지는 것은 아니다. 오히려 또다시 무력감과 좌절을 경험하게 만들 수 있다. 그래서 아이와 함께 가장 덜 두려운 장면에서 시작해 가장 어려운 장면으로 이어지는 불안 위계를 세운다. 이를테면 처음에는 학교 정문까지 걸어가 보기, 다음은 교실 문 앞에 잠시 서 있기, 이어서 빈 교실에 들어가 5분 동안 앉아 있기, 그리고 마침내 수업에 일부 참여하기 같은 식이다. 아이는 각 단계에서 불안을 느끼지만, 동시에 '견딜 수 있다'는 경험을 축적해 나간다. 뇌는 반복된 성공 경험을 통해 이 상황이 생존을 위협하지 않는다는 새로운 학습을 얻게 된다.

실제 상황이 너무 어렵다면, 상상 속에서부터 시작할 수 있다. 아이가 교실에 들어가는 장면을 머릿속에 떠올리고, 그때 느껴질 심장 박동이나 불안한 생각을 미리 경험해 본다. 이를 '시나리오 기법'이라고 하는데, 상상 속에서 불안을 견디는 연습을 통해 실제 상황에 대한 대비가 가능해진다. 이렇게 단계적이고 안전하게 두려움과 마주할 수 있도록 돕는 과정이 바로 트라우마 치유의 핵심이다.

그러나 안정화와 노출만으로 아이가 완전히 회복되는 것은 아니다. 아이가 다시 학교와 삶 속으로 들어오기 위해서는 무엇보다도 신뢰할 수 있는 관계와 일상의 안정감이 필요하다. 혼자가 아니라는 경험, 곁에 부모와 선생님, 그리고 자신을 이해하고 지지해 주는 어른이 있다는 사실이 회복의 힘이 된다. 또한 작은 성공 경험이 반복될 때 아이는 스스로를 믿게 된다. 오늘은 교실 문 앞까지, 내일은 빈 교실까지, 모레는 수업 일부까지. 이 작은 걸음들이 쌓여 어느 순간 아이는 스스로를 다시 학교 안에 세우게 된다.

트라우마를 겪은 아이에게 치유란 과거를 지워버리는 것이 아니다. 그 사건은 여전히 기억 속에 남아 있을 것이다. 그러나 그 기억이 현재를 지배하지 않도록 만드는 것, 두려움에 휘둘리지 않고 스스로 삶의 무대 위로 걸어 나올 수 있도록 돕는 것, 그것이 우리가 아이에게 줄 수 있는 가장 큰 선물이다.

9

회복 후 성장
: 어려움을 넘어서는 회복탄력성 키우기

회복탄력성이라는 말을 들어보았는가? 회복탄력성(resilience)은 마치 용수철이 눌려도 다시 돌아오는 것처럼 어려움, 실패, 그리고 상처를 이겨내는 힘을 말한다. 무너진 상태에서 원래대로 돌아오는 것에서 멈추지 않고, 그 경험을 발판 삼아 더 단단하게 성장하는 능력이다. 마치 용수철이 눌려도 다시 제자리로 돌아오는 것처럼, 마음에도 충격을 흡수하고 다시 튀어 오르는 힘이 존재한다. 우리 몸이 바이러스를 만나도 스스로 회복하는 면역 체계를 가지고 있듯, 마음에도 회복과 성장을 가능하게 하는 심리적 면역력이 있다. 그래서 회복탄력성은 흔히 '심리적 면역력'이라고 불린다.

부모라면 누구나 아이가 다치지 않고 곱게 자라기를 바란다. 하지만 아이를 예쁜 유리컵처럼만 다룬다면 작은 충격에도 금이 가고 쉽게 깨져버린다. 반대로 스테인리스 그릇은 여기저기 긁히고 흠집이 날 수 있지만, 쉽게 부서지지 않는다. 오히려 흠집이 쌓일수록 단단함이 드러나고 오래 버틴다. 회복탄력성은 바로 이 스테인리스 그릇과 같다. 아이가 시험에서의 실패, 친구와의 다툼, 기대에 미치지 못하는 경험처럼 삶에서 피할 수 없는 충격을 맞더라도 다시 균형을 찾고, 때로는 이전보다 더 강해지는 힘이다.

부모가 아이의 길에서 모든 장애물을 치워주려 한다면, 아이는 겉보기에는 흠집 하나 없는 유리컵처럼 보일지 모르지만, 결국 작은 충격에도 쉽게 부서지는 아이가 될 수 있다. 그러나 부모가 아이가 겪는 작은 어려움을 존중하고, 그 과정을 지지와 격려 속에서 통과하도록 돕는다면 아이는 긁히고 흠집이 나더라도 쉽게 깨지지 않는 존재로 자라난다. 중요한 것은 회복탄력성이 타고나는 고정된 성질이 아니라는 점이다. 그것은 일상의 경험 속에서, 부모의 태도와 아이가 만나는 관계 속에서 길러지는 힘이다.

내가 딸을 키우며 이 사실을 더욱 깊이 체감한 날이 있었다. 교내 이야기 대회 본선 날이었다. 일 년 전 대본이 너무 짧아 아쉽게 본선 진출에 실패했던 아이는 이번 대회를 위해 정말 열심히 준비했다. 나는 예쁜 꽃을 들고 설레는 마음으로 학교로 향했다. 무대 경험이 많고 늘 자신감 넘치던 아이였지만, 이날따라 유독 긴장한 모습이 낯설게 보였다. 무대에 오른 아이는 이야기를 시작한 지 얼마 지나지 않아 해야 할 말을 잊어버리고 잠시 멈췄다. 수개월 동안 완벽히 외웠던 대본이 머릿속에서 하얗게 사라진 것이다.

그러나 아이는 숨을 고르고 다시 마음을 다잡아 끝까지 이야기를 이어갔다. 그 순간 아이의 크고 맑은 눈에 맺힌 눈물이 내 눈에도 고스란히 비쳤다. 결과는 동상이었다. 나는 아이를 칭찬하며 집으로 돌아왔지만, 집에 도착한 아이는 두 시간 가까이 울음을 멈추지 않았다. 울음이 잦아들자 그제야 나도 감정을 주체하지 못하고 눈물이 흘렀다. 나는 늘 아이에게 "결과보다 과정이 중요해. 네가 노력하는 모습이 가장 소중해"라고 말해왔지만, 속으로는 결과에 대한 두려움, 아이가 상처받을까 하는 불안, 아이의 노력이 제대로 인정받지 못할까 하는 걱정이 뒤엉켜 있었다. 그날 밤 내 마음은 아이의 울음과 함께 크게 흔들렸다. 다음 날 아침, 아이는 조심스럽게 입을 열었다. "노래나 악기는 안 떨리는데, 이야기는 처음이라 너무 떨렸어. 게다가 내가 제일 무서워하는 선생님이 심사위원으로 계신 걸 보고 나니까 목소리가 안 나왔어" 그 솔직한 고백을 들으며 나는 아이가 얼마나 긴장했는지를 비로소 이해할 수 있었다. 내가 미처 헤아리지 못했던 아이의 여린 마음을 그제야 깊이 느꼈다.

그런데 아이는 이렇게 덧붙였다. "엄마, 난 상 못 받은 것보다 엄마가 운 게 더 속상했어" 그 말을 듣는 순간, 다시 눈물이 쏟아질 뻔했지만 꾹 참았다. 부모의 감정이 아이에게 얼마나 큰 영향을 미치는지를 절실히 깨닫는 순간이었다. 다행히 담임선생님께서 "넌 내 마음속 금상이었어"라는 따뜻한 말을 건네주셨고, 아이는 금세 웃음을 되찾았다. 그러나 나는 내 마음을 추스르는 데 이틀이 걸렸다. 그날 이후 나는 다짐했다. 실패는 아이가 스스로 배우고 성장하는 기회이며, 부모는 그 옆에서 아이가 다시 일어설 수 있도록 지켜주는 든든한 울타리가 되어야 한다는 것을.

아이는 긴장이라는 감정을 몸소 경험했고, 실패의 좌절을 겪었으며, 울음을 통해 마음을 배출했다. 이어서 자신의 감정을 언어로 설명하면서 자기 인식을 키웠다. 마지막으로 선생님의 지지와 부모의 울타리 속에서 다시 웃음을 되찾았다. 실패, 감정의 혼란, 자기 인식, 지지 경험, 회복, 그리고 성장이 이어지는 과정은 회복탄력성이 자라나는 가장 자연스러운 길이다. 이때 부모가 보여주는 태도는 결정적이다. 부모가 아이의 실패 앞에서 함께 무너져 내린다면 아이는 '내 실패 때문에 부모가 힘들어 한다'는 죄책감을 배울 수 있다. 반대로 부모가 담담히, 그러나 따뜻하게 곁을 지켜준다면 아이는 '실패해도 괜찮다, 다시 일어설 수 있다'는 메시지를 체험한다. 부모의 안정감은 아이의 마음속에 든든한 버팀목을 만든다.

그렇다면 부모는 어떤 태도를 가져야 할까. 무엇보다 아이가 작은 실패를 경험할 기회를 허용하는 용기가 필요하다. 부모의 마음은 아이가 좌절을 겪는 순간을 피하게 해주고 싶지만, 그 순간이야말로 아이가 강해지는 과정의 일부다. 실패 직후에는 "괜찮아"라는 말보다 "많이 속상했구나"처럼 감정을 먼저 인정해 주는 것이 중요하다. 아이는 자신의 감정을 있는 그대로 받아들이고 소화하는 법을 배운다. 또 부모가 스스로의 감정을 조절하는 모습은 아이에게 강력한 모델링이 된다. 부모가 흔들리지 않고 곁을 지켜줄 때, 아이는 '실패해도 나는 안전하다'는 믿음을 쌓는다. 마지막으로 아이와 함께 회복 과정을 되짚으며, 결과보다 다시 일어서는 과정을 강조하는 것이 필요하다. 아이는 자신이 실패 속에서 무엇을 배웠는지, 어떻게 다시 힘을 낼 수 있었는지를 깨닫는다.

아이의 흠집 나고 흔들리는 순간이야말로 회복탄력성이 자라나는 순간이다. 부모는 그 과정을 지켜보며 아이가 눈물 속에서도 다시 일어나는 법을 배우는 모습을 목격한다. 흠집 난 자리의 개수만큼 아이는 단단해지고, 부모는 그 단단함을 믿어주기만 하면 된다. 결국 회복탄력성은 아이의 힘이자 부모의 배움이다. 우리 아이가 삶의 파도 속에서도 다시 일어설 수 있는 힘을 지니도록, 부모는 그 곁에서 든든한 울타리가 되어주면 된다.

10

왜 우리 아이는 이렇게
회복이 느릴까요?

"선생님, 언제쯤 학교에 다시 갈 수 있을까요?"
처음 상담을 시작할 때 부모들은 조심스럽게 이렇게 묻는다. 그러나
시간이 조금 지나면 질문의 표정이 달라진다.

"벌써 두 달이 지났는데 아직도 학교에 못 가요?"
"다른 아이들은 금방 좋아진다던데요."
"이렇게 오래 걸리는 게 정상인가요?"
아이의 회복이 더딜수록 부모의 마음은 점점 조급해진다. 아이가 집
에 머무는 시간이 길어질수록 걱정은 커진다. 혹시 이 상태가 계속
되는 것은 아닐까, 아이의 미래가 망가지는 것은 아닐까 하는 불안
이 마음을 무겁게 만든다.
하지만 등교 거부를 경험하는 아이들의 회복은 생각보다 느리고, 굴
곡이 많은 과정이다.

많은 부모들은 회복을 이렇게 상상한다. 상담을 받고 마음을 털어놓

고 나면 어느 날 갑자기 학교에 다시 가기 시작할 것이라고. 마치 한 번 좋아지면 계속 좋아질 것처럼 생각한다. 그러나 실제 회복의 과정은 다르다.

조금 나아졌다가,
다시 뒤로 물러나고,
다시 한 걸음 앞으로 나아가는 과정이 반복된다.
어떤 날은 학교에 갈 준비까지 했다가 현관 앞에서 멈춘다. 어떤 날은 교문 앞까지 갔다가 돌아오기도 한다. 며칠 동안 학교에 잘 다니다가도 어느 아침 다시 침대에서 일어나지 못하는 날이 생긴다. 겉으로 보면 제자리걸음처럼 보일 수 있다. 하지만 아이의 마음속에서는 작은 변화가 계속 일어나고 있다. 아이의 불안은 단순한 생각이 아니라 몸에 각인된 경험이기 때문이다. 학교라는 공간이 두려운 기억으로 남아 있으면 교문만 보아도 심장이 빨리 뛰고 배가 아파지기도 한다. 이런 반응은 의지로 쉽게 멈출 수 있는 것이 아니다.

그래서 회복에는 시간이 필요하다. 불안을 조금씩 다시 경험하고, 그 상황이 안전하다는 것을 반복해서 확인하면서 아이의 몸과 마음이 천천히 익숙해져 가는 과정이 필요하다. 그렇다면 왜 어떤 아이들의 회복은 특히 더 느려 보일까. 등교 거부를 경험한 아이들의 회복이 느리게 보이는 데에는 몇 가지 이유가 있다.

첫째, 불안은 생각이 아니라 몸의 반응이기 때문이다.

학교에서 겪은 두려움은 단순한 기억으로만 남아 있지 않다. 교문, 교실, 아침 등교 시간 같은 자극이 다시 나타나면 몸이 먼저 반응한다. 심장이 빨리 뛰고 배가 아프거나 숨이 가빠지는 신체 반응이 나타난다. 이런 반응은 "괜찮아"라는 말 한마디로 멈추기 어렵다.

둘째, 아이의 에너지가 이미 많이 소모되어 있기 때문이다.
등교 거부는 게으름이나 의지 부족의 문제가 아니라 오랜 긴장과 불안을 견디다 나타나는 경우가 많다. 아이들은 이미 오랫동안 버텨왔고, 그 과정에서 심리적 에너지가 크게 소모된 상태일 수 있다. 그래서 회복 과정에서도 쉽게 지치고 다시 뒤로 물러나는 순간이 생긴다.

셋째, 아이마다 회복의 속도가 다르기 때문이다.
어떤 아이는 비교적 빠르게 다시 학교에 적응하지만, 어떤 아이는 몇 달, 때로는 더 긴 시간이 필요하기도 한다. 회복 속도는 아이의 기질, 경험, 학교 환경, 가족의 상황 등 다양한 요인의 영향을 받는다. 그래서 다른 아이들과 비교하는 것은 큰 의미가 없다.

부모들이 회복을 직선으로 상상한다면, 실제 회복의 모습은 오히려 곡선에 가깝다. 종이에 그래프를 하나 그려 보자. 가로축에는 시간을, 세로축에는 아이의 회복 정도를 표시한다. 부모가 기대하는 회복 그래프는 시간이 지날수록 꾸준히 위로 올라가는 직선이다. 그러나 실제 아이들의 회복 그래프는 조금 올라갔다가 내려가고, 다시 올라갔다가 또 잠시 멈춘다. 때로는 이전보다 더 내려가는 것처럼 보일 때도 있다. 하지만 조금 멀리서 보면 그래프는 아주 천천히 위쪽을 향하고 있다.

회복은 직선이 아니라 굴곡이 있는 곡선이다.

회복 과정에서 부모들이 가장 힘들어하는 순간은 아이가 다시 나빠진 것처럼 보일 때이다. 며칠 동안 학교에 잘 가던 아이가 어느 날 갑자기 다시 가기 싫다고 말하면 부모는 처음부터 다시 시작된 것처럼 느낀다. 하지만 그렇지 않다. 아이의 마음은 이미 조금씩 변하고 있다. 다만 새로운 상황에 적응하는 과정에서 에너지가 많이 소모되기 때문에 잠시 쉬어가는 시간이 필요할 뿐이다. 이때 부모의 조급함은 아이에게 그대로 전달된다. 상담실에서 자주 듣게 되는 말들이 있다.

"이제 괜찮지 않니?"

"오늘은 꼭 학교 가야지."

"다른 애들은 다 잘 다니는데…."

"언제까지 이럴 거야?"

"이러다 정말 학교 못 가는 거 아니야?"

이 말들은 대부분 걱정에서 나온다. 그러나 불안이 높은 아이에게는 또 하나의 압박으로 느껴질 수 있다. 아이들은 이미 스스로를 충분히 몰아붙이고 있는 경우가 많기 때문이다.

“왜 나는 이것도 못 할까?”

“다른 아이들은 다 잘 다니는데….”

아이의 마음속에서는 이런 생각들이 반복되고 있을지도 모른다.

그래서 회복 과정에서 부모에게 필요한 것은 아이를 빨리 움직이게 하는 말보다 아이의 속도를 함께 견뎌 주는 태도일지도 모른다. 어떤 아이에게는 교문 앞에 가 보는 것이 큰 도전이 된다. 어떤 아이에게는 교실에 10분 앉아 있는 것만으로도 많은 용기가 필요하다. 어른에게는 아주 작은 변화처럼 보일 수 있지만, 아이에게는 중요한 한 걸음일 수 있다. 그 한 걸음을 알아봐 주는 것이 회복을 돕는다.

“오늘 교문까지 갔구나.”

“어제보다 조금 더 오래 있었네.”

“여기까지 온 것도 큰 용기야.”

“천천히 해도 괜찮아.”

이런 말은 아이에게 “나는 조금씩 나아지고 있다”는 감각을 만들어 준다.

아이의 삶은 짧은 경주가 아니라 긴 여정이다. 등교 거부를 경험한 아이들 중 많은 경우 시간이 지나 다시 학교생활에 적응한다. 그리고 그 과정에서 자신의 감정과 불안을 이해하는 힘을 배우기도 한다.

그래서 지금의 회복 속도를 너무 빠르게 판단할 필요는 없다. 어쩌면 아이는 지금 자신의 속도로 다시 세상과 연결되는 연습을 하고 있는 중일지도 모른다.

회복은 언제나 직선으로 이루어지지 않는다.

때로는 멈추고

때로는 뒤로 물러나고

다시 한 걸음 앞으로 나아간다.

부모가 그 과정을 믿고 함께 걸어갈 때, 아이는 조금씩 다시 교실로 돌아갈 힘을 얻는다. 그리고 그 과정에서 아이는 단지 학교로 돌아오는 것이 아니라, 자신의 삶을 다시 살아갈 힘을 배우게 된다.

Part 4

부모가 할 수 있는
단단한 일들

"진단보다 중요한 건 '마음 곁에 있기'"

아이에게 진짜 위로가 되는 건
완벽한 문장이 아니라
부모에게서 느껴지는 평온한 에너지다.

부모가 먼저 진정해야
아이가 숨 쉴 수 있어요

자식이 아프면 부모의 가슴도 함께 찢어진다. 아이가 미열만 있어도 밤새 이마를 짚어보고, 밥맛이 없다는 한마디에도 온종일 마음이 쓰이는 부모들을 매일 만나곤 한다. 부모의 감정은 늘 아이를 향한 안테나처럼 예민하게 움직인다. 하지만 역설적으로, 아이가 진정하려면 먼저 부모가 차분해져야 한다.

아이들은 놀라울 정도로 부모의 미세한 신호를 감지한다. 굳은 표정으로 "괜찮아, 걱정하지 마"라고 말하는 부모 옆의 아이는 더 불안해한다. 반면 깊게 숨을 들이쉬고 따뜻한 눈빛으로 "엄마가 옆에 있을게"라고 속삭이는 부모 곁의 아이는 눈에 띄게 편안해한다. 아이에게 진짜 위로가 되는 건 완벽한 문장이 아니라 부모에게서 느껴지는 평온한 에너지다.

한 어머니가 아이의 등교 거부로 매주 상담실을 찾아왔다. 처음엔 그녀 자신이 더 불안해 보였다. "선생님, 제가 뭘 잘못한 걸까요?"

눈물을 글썽이며 묻던 그 어머니에게 나는 먼저 마음챙김명상을 권했다. 의외였을까? 아이 치료가 아닌 엄마 치료부터 시작한다는 사실에. 하지만 3주 후, 놀랍게 달라졌다. 어머니가 차분해지자 아이도 달라졌다. 상담실 문을 열고 들어오는 모습부터 달랐다. 전에는 엄마 뒤에 숨듯 들어오던 아이가 이제는 스스로 걸어 들어왔다. "엄마가 요즘 달라졌어요"라고 아이가 말했다. 무엇이 달라졌냐고 물으니 "잘 모르겠는데, 엄마 옆에 있으면 편해요"라고 대답했다. 이런 변화를 수없이 목격했다. 부모가 자신의 감정을 먼저 돌보기 시작하면, 아이는 자연스럽게 안정을 찾는다.

부모들에게 늘 강조한다. '수용'이란 모든 걸 좋아한다는 뜻이 아니다. 화가 나도, 걱정이 밀려와도, 그런 자신을 비난하지 않고 있는 그대로 받아들이는 자세를 말한다. "그래, 지금은 이런 마음이야"라고 스스로에게 말을 건네는 연습. 놀랍게도 이 간단한 인정만으로 많은 부모들이 마음의 여유를 찾았다. 상담 중에 가끔 즉석에서 짧은 마음챙김을 시도한다. "잠시 눈을 감아보세요. 숨을 깊게 들이쉬고… 내쉬고…" 처음엔 어색해하던 부모들이 3분만 지나도 표정이 달라진다. 굳었던 어깨가 내려가고, 일그러졌던 미간이 펴진다. 그리고 옆에 있던 아이도 함께 변한다. 엄마가 이완하는 순간, 아이도 긴장을 푼다. 심리학에서는 이를 '감정의 공명(emotional resonance)'이라고 한다. 부모의 안정된 표정과 호흡은 아이의 뇌 속 '미러 뉴런'을 자극해, 마치 거울처럼 그 평온을 따라 하게 만든다. 즉, 부모의 감정 조절이 곧 아이의 생리적 안정으로 이어진다.

한 아버지가 상담 초기에 이렇게 털어놓았다. "선생님, 저는 아이를 위해 뭐든 할 수 있다고 생각했어요. 그런데 제 불안을 먼저 다스리는 게 아이를 위한 일이라니, 처음엔 믿기지 않았습니다" 6개월 후 그 아버지는 완전히 달라져 있었다. 매일 10분씩 명상을 하고, 아이와 대화할 때는 먼저 심호흡을 했다고 말했다. 그리고 아이는? 학교에 다시 가기 시작했다.

이 아버지의 변화 과정은 드라마틱했다. 처음 한 달은 명상이 어색하고 불편했다고 한다. "가만히 앉아 있으면 오히려 불안이 더 커지는 느낌이었어요" 그래서 걷기 명상부터 시작했다. 회사에서 집으로 돌아오는 길, 지하철역에서 집까지 천천히 걸으며 발걸음에 집중했다. 한 걸음, 또 한 걸음. 그렇게 자신의 호흡과 걸음에 주의를 기울이다 보니, 어느새 마음이 가라앉았다고 한다.

두 달째부터는 아침 루틴이 바뀌었다. 전에는 일어나자마자 아이를 깨우러 갔지만, 이제는 먼저 거실 창가에 앉아 5분간 호흡을 가다듬었다. "아침 공기를 들이마시며 '오늘도 괜찮을 거야'라고 스스로에게 말해요. 신기하게도 그렇게 하고 나면 아이를 대하는 제 목소리가 부드러워지더라고요" 세 달째, 아이가 먼저 변화를 알아차렸다. "아빠, 요즘 화 안 내요?" 아이의 그 한마디에 아버지는 깨달았다. 자신이 얼마나 긴장하고 있었는지, 그 긴장이 아이에게 어떤 영향을 미쳤는지를. "제가 편안해지니까 아이도 저와 대화하기 시작했어요. 전에는 제가 물어봐도 '몰라', '싫어'만 반복했는데, 이제는 학교에서 있었던 일을 조금씩 들려줘요"

부모의 평온함이 하루아침에 만들어지지 않는다. 하지만 매일 작은 연습이 쌓이면 놀라운 변화가 일어난다. 작은 실천이 쌓이면 평온은 근육처럼 자라난다. 아침 커피를 마시며 세 번 심호흡하기, 신호등에 걸렸을 때 잠시 자신의 감정을 들여다보기, 잠들기 전 "오늘도 수고했어"라고 자신에게 말하기. 이런 작은 연습들이 부모의 내면을 단단하게 만든다.

한 어머니는 자신만의 독특한 방법을 개발했다. "저는 설거지할 때 명상해요. 따뜻한 물이 손에 닿는 느낌, 거품이 일어나는 모습, 그릇이 깨끗해지는 과정을 온전히 느껴요. 그 시간만큼은 아무 걱정도 하지 않기로 했어요" 이 어머니는 설거지 명상을 통해 하루에 두 번씩 마음을 비우는 시간을 가졌다. 한 달 후, 아이가 말했다. "엄마가 설거지할 때 콧노래를 불러요. 전에는 한숨만 쉬었는데"

또 다른 부모는 '감사 일기'를 썼다. 매일 밤 세 가지씩 감사한 일을 적었다. "오늘 아이가 아침을 다 먹었다", "아이가 TV 보며 웃었다", "잠들 때 '잘 자'라고 인사했다" 같은 아주 작은 일들이었다. 이 작은 기록이 쌓이자 관점이 바뀌었다. 아이의 문제에만 집중하던 시선이 아이의 작은 진전들을 발견하기 시작했다.

부모가 진정할 수 있을 때, 아이는 비로소 숨을 쉬고 세상과 다시 연결된다. 상담실에서 자주 마주하는 감동적인 순간이다. 불안으로 가득했던 부모가 어느 날 "선생님, 저 요즘 괜찮아요. 아이가 힘들어해도 예전처럼 같이 무너지지 않아요"라고 말할 때. 그리고 그 옆에서 아이가 "엄마가 괜찮으니까, 나도 괜찮아요"라고 덧붙일 때. 이런 변화는 단순히 감정의 안정을 넘어 가족 전체의 분위기를 바꾼다.

한 가정의 경우, 아버지가 명상을 시작한 후 온 가족이 달라졌다. "저녁 식사 시간이 달라졌어요. 전에는 '숙제했니?', '학원 갈 준비했니?'만 물었는데, 이제는 '오늘 기분은 어땠어?', '재미있는 일 있었어?'라고 묻게 됐어요" 큰아이가 등교를 거부하던 집이었는데, 6개월 후에는 온 가족이 함께 주말 산책을 즐기는 가정이 되었다.

부모의 내적 평화는 아이에게 가장 안전한 울타리가 된다. 폭풍우가 몰아쳐도 흔들리지 않는 등대처럼, 부모의 안정된 마음은 아이가 언제든 돌아올 수 있는 안전한 항구가 된다. 그 항구에서 아이는 다시 힘을 얻고, 세상을 향해 나아갈 용기를 찾는다.

| 2 |

아이의 감정을 읽어주는 것
– 감정 코칭의 힘

"선생님, 아이에게 뭐라고 말해줘야 할까요?" 하루에도 몇 번씩 듣는 질문이다. 부모들은 아이 마음을 어루만지고 싶지만, 막상 그 순간이 오면 할 말을 찾지 못해 당황한다. 상담실에서 그런 부모들의 답답함을 자주 만난다. 그럴 때마다 나는 이렇게 답한다. "정답 같은 대사는 필요 없어요" 실제로 아이를 진정시키는 건 완벽한 문장이 아니다. "괜찮아"라는 백 마디보다 "그랬구나"하며 고개를 끄덕여주는 한 번이 훨씬 깊은 위로가 된다.

여덟 살 민준이는 학교에서 매일 배가 아프다고 했다. 온갖 검사를 했지만, 이상이 없었다. 상담 중에 민준이와 어머니의 대화를 관찰했다.

"또 꾀병이지? 검사해도 아무 이상 없잖아."
"아니야! 진짜 아픈데….."
"학교 가기 싫어서 그러는 거지?"

민준이는 입을 다물었다. 나는 어머니에게 다른 방법을 제안했다.

"민준이 감정을 먼저 읽어주세요."

다음 주, 어머니가 달라진 모습으로 왔다.

"민준아, 학교 갈 시간이 되면 배가 아프구나."

"응….'

"많이 불편하고 힘들겠다."

"응… 진짜 아파."

"엄마가 믿어. 네가 아프다는 거."

그 순간 민준이가 울음을 터뜨렸다. 그리고 처음으로 학교에서 있었던 일을 이야기하기 시작했다. 감정 코칭의 힘이 바로 이런 순간에 드러난다.

상담실에서 부모들에게 가르치는 감정 코칭은 네 단계로 이루어진다. 첫째, 아이의 감정을 알아차린다. 둘째, 감정을 표현할 기회를 준다. 셋째, 감정에 이름을 붙여준다. 넷째, 행동의 한계를 정하고 문제 해결을 돕는다. 이론은 간단해 보이지만 실제로는 꾸준한 연습이 필요하다.

한 아버지의 변화 과정을 자세히 들여다보자. IT 회사 임원인 그는 논리적이고 해결 중심적인 사람이었다. 아이가 "친구가 놀려서 속상해"라고 하면 "그럼 선생님께 말씀드려"라고 바로 해결책을 제시했다. 나는 아버지에게 제안했다. "먼저 '속상했구나'라고만 말해보세요", "그게 뭐가 달라요?" 그가 물었다. "한 달만 해보시고 판단하세요" 처음 일주일은 쉽지 않았다. 아버지는 여전히 해결책을 먼저 떠올렸고, '속상했구나' 뒤에 바로 '그런데'를 붙이고 싶어 했다. "속상했구나. 그런데 네가 먼저…" 이런 식으로 말이 튀어나왔다. 나는 다시 제안했다. "일단 '속상했구나'만 하고 10초를 세어보세요" 둘째 주, 변화가 시작됐다. 아이가 "오늘 체육 시간에 공 못 받아서 애들이 뭐라 했어"라고 말했을 때, 아버지는 "속상했겠다"라고만 답했다. 그러자 아이가 계속 이야기를 이어갔다. "근데 나도 열심히 했는데… 공이 너무 빨리 와서…" 아버지는 계속 듣기만 했다.

그날 밤, 아이가 아버지에게 와서 말했다. "아빠, 내일은 더 잘할 수 있을 것 같아" 한 달 후, 그 아버지가 놀란 표정으로 상담실에 왔다. "선생님, 신기한 일이 일어났어요. 제가 '속상했구나'라고만 했는데, 아이가 저한테 더 많은 얘기를 해요. 전엔 '됐어'하고 방에 들어갔는데… 이제는 30분씩 이야기해요" 더 놀라운 변화는 아이가 스스로 해결책을 찾기 시작했다는 점이다. "아빠가 들어주니까 생각이 정리돼요"라고 아이가 말했다. 감정 코칭을 하다 보면 부모들이 자주 빠지는 함정이 있다. 바로 '가짜 공감'이다. "엄마도 알아, 힘들지?"라고 말하지만, 표정은 짜증이 가득하거나 시선은 휴대폰을 향해 있다. 아이들은 이런 불일치를 금방 알아챈다. 진짜 감정 코칭은 온전한 관심과 함께 시작한다.

상담실에서 자주 사용하는 역할극이 부모들의 눈을 뜨게 한다. 부모에게 아이 역할을 맡긴다. 그리고 내가 두 가지 버전으로 반응한다.
버전 1: "왜 그런 일로 울어? 별일 아니잖아."
버전 2: "많이 속상했구나. 그런 일이 있었구나."

대부분의 부모들이 버전 2에서 눈물을 보인다. "이렇게 다르구나"라고 깨닫는 순간, 진짜 변화가 시작한다. 한 어머니는 역할극 후 충격을 받았다. "제가 늘 아이한테 버전 1로 대했어요. '별일 아니야', '다른 애들은 잘하는데', '네가 예민한 거야'… 제가 아이 마음을 얼마나 무시했는지 이제야 알겠어요" 그날부터 어머니는 매일 밤 거울 앞에서 연습했다고 한다. "속상했구나", "힘들었구나", "그래서 마음이 아팠구나" 같은 말들을 자연스럽게 하기 위해서.

감정 코칭에서 가장 어려운 부분은 '감정은 수용하되, 행동은 제한하는' 구분이다. 상담 중에 아이들이 종종 화를 내며 물건을 던진다. 많은 부모들이 "화내지 마!"라고 감정 자체를 막으려 한다. 하지만 올바른 대응은 이렇다. "화가 많이 났구나. 그런데 물건을 던지면 안 돼. 화날 때는 이렇게 해보자" 감정은 인정하면서도 행동의 경계를 명확히 하는 접근. 이 구분을 시작하면 아이들의 변화가 극적으로 나타난다.

열두 살 지우는 화가 나면 방문을 쾅 닫고 들어가는 아이였다. 어머니는 처음엔 "방문 닫지 마!"라고 소리쳤다. 감정 코칭을 배운 후 방식을 바꿨다. 지우가 방문을 닫으려 할 때, "많이 화났구나. 혼자 있고 싶구나. 그런데 문은 살살 닫자”라고 말했다. 처음엔 지우가 여전히 문을 세게 닫았다. 하지만 어머니가 꾸준히 같은 방식으로 대응하자, 한 달 후 지우가 변했다. 문을 닫기 전에 “엄마, 나 좀 혼자 있을게”라고 말하기 시작했다.

감정에 이름을 붙여주는 과정도 중요하다. 많은 아이들이 자신의 감정을 ‘좋아요/싫어요’, ‘화나요/안 화나요’ 정도로만 표현한다. 하지만 감정의 스펙트럼은 훨씬 넓다. ‘서운하다’, ‘억울하다’, ‘외롭다’, ‘불안하다’, ‘긴장된다’, ‘부끄럽다’ 등 다양한 감정 단어를 아이가 배울 수 있도록 돕는 일이 필요하다.

열 살 수진이는 늘 “아무도 내 마음을 몰라”라고 했다. 어머니가 감정 코칭을 배운 후 대화가 달라졌다. “수진이가 ‘아무도 날 이해 안해’라고 하면, 전엔 ‘엄마는 이해하지!’라고 반박했어요. 이제는 ‘아무도 네 마음을 모르는 것 같아서 외로웠구나’라고 해요” 3개월 후 수진이가 내게 말했다. “엄마가 변했어요. 이제 제 마음을 알아줘요” 어머니는 감정 일기장을 만들어 수진이와 함께 썼다. 매일 저녁, 그날 느꼈던 감정을 색깔로 표현하고, 그 이유를 간단히 적었다. “오늘은 회색이에요. 비가 와서 체육을 못 했거든요”, “오늘은 노란색! 친구가 같이 놀자고 했어요” 이 과정을 통해 수진이는 자신의 감정을 더 풍부하게 표현하게 됐고, 어머니는 아이의 마음을 더 깊이 이해하게 됐다.

감정 코칭은 즉각적인 마법이 아니다. 하지만 꾸준히 실천한 가정에서는 6개월 안에 놀라운 변화가 일어난다. 아이들이 감정을 더 잘 표현하고, 부모와의 대화가 늘어나고, 무엇보다 스스로 감정을 조절하는 능력이 향상한다.

한 가정의 사례가 인상적이다. 세 아이를 키우는 부모였는데, 각 아이마다 감정 표현 방식이 달랐다. 첫째는 화가 나면 조용히 사라지고, 둘째는 큰 소리로 울고, 셋째는 물건을 던졌다. 부모는 각 아이에 맞는 감정 코칭 방법을 개발했다. 첫째에게는 "혼자 시간이 필요하구나. 준비되면 이야기하자", 둘째에게는 "많이 속상해서 눈물이 나는구나", 셋째에게는 "화가 나서 뭔가 하고 싶구나. 이 쿠션을 한 번 세게 안아봐"라고 대응했다. 1년 후, 세 아이 모두 자신의 감정을 말로 표현할 수 있게 됐다.

내가 부모들에게 늘 강조하는 말이 있다. "감정을 읽어주는 부모는 아이의 회복력을 키워주는 첫 번째 치료자입니다" 이 신념은 상담실에서 10년간 확인한 진실이다. 부모가 아이의 감정을 읽어주고 수용할 때, 아이는 자신의 마음을 다룰 힘을 기르고, 세상과 건강하게 소통할 수 있는 사람으로 자라난다.

학교와의 대화,
아이의 입장이 중심이 되게

"선생님이 아이를 조금만 더 이해해주셨으면 좋겠어요."

진료실에서 자주 듣는 말이다. 학교와의 대화는 언제나 쉽지 않다. 아이가 힘들다는 사실을 어떻게 전해야 할지, 교사가 그 말을 오해하지는 않을지, 마음이 조마조마하다. 부모는 아이를 보호하고 싶은 마음으로 이야기를 꺼내지만, 때로는 그 진심이 방어처럼 들리기도 한다. 반대로 교사 역시 자신이 비난받을까 조심스럽다. 서로의 목적은 같지만, 방향이 어긋날 때가 많다. 그러나 이 대화의 중심은 부모도, 교사도 아닌 아이여야 한다. 아이가 어떤 마음으로 하루를 견디고 있는가, 그 마음의 자리로 시선을 돌릴 때 비로소 대화가 열린다.

학교와의 대화에서 가장 중요한 건 '무엇을 말할까'보다 '어떤 마음으로 말할까'다. 부모의 마음이 불안하면 그 불안은 말속에 스며든다. "우리 아이가 요즘 너무 힘들어요"라는 말에도, "학교가 너무 힘든가 봐요"라는 말에도 담긴 온도가 다르다. 전자는 걱정의 기운이 강하고, 후자는 이해의 기운이 담겨 있다. 교사는 그 온도를 느낀다. 부모가 감정을 가라앉히고 아이의 입장에서 말을 꺼낼 때, 교사도 마음을 열기 시작한다. 대화는 결국 감정의 교류다. 마음이 닫혀 있으면 아무리 옳은 말을 해도 닿지 않는다.

지성이의 부모는 등교 거부 문제로 학교를 찾아가며 큰 상처를 받았다고 말했다. "담임 선생님께 말씀드렸더니, 다른 아이들도 다 힘든데 왜 우리 아이만 유난하냐고 하시더라고요" 그 말을 들은 순간, 마음속에 화가 치밀었다. 하지만 시간이 지나 돌아보니, 그 말 뒤에는 교사 나름의 어려움이 숨어 있었다. 여러 아이들을 동시에 돌보는 상황에서, 한 아이의 마음까지 세심히 들여다보기란 쉽지 않다. 두 번째 만남에서 부모는 접근을 바꿨다. "선생님도 많이 힘드셨죠. 30명이 넘는 아이들을 돌보시느라" 그 한마디에 교사의 표정이 부드러워진다. 방어벽이 내려가고 진솔한 대화가 시작됐다. "사실 저도 지성이가 걱정돼요. 표정이 어두워 보이는데 어떻게 도와줘야 할지 모르겠어요" 그날 이후 교사는 지성이의 변화를 세심하게 관찰했고, 부모와 함께 작은 실마리를 찾아갔다.

대화는 싸움이 아니라 다리 놓기였다.
부모가 학교에 전해야 하는 건 '사건'이 아니라 '감정'이다. "아이를 혼냈다고 하더라고요"보다 "그날 이후로 아이가 학교 애기만 나오면 울어요"라는 말이 더 많은 걸 전한다. 사건은 논쟁을 부르고, 감정은 이해를 이끈다. 부모가 아이의 감정을 담아 전하면 교사도 그 마음을 느낀다. 대화의 초점이 '누가 잘못했는가'에서 '이 아이가 지금 얼마나 힘든가'로 옮겨질 때, 교사와 부모는 비로소 같은 방향을 바라보게 된다.

한 초등학교 3학년 아이의 사례를 자세히 살펴보자. 은지는 수업 시간에 자주 울었다. 담임교사는 "은지가 너무 예민해요"라고 부모에게 전했고, 부모는 "우리 아이가 예민한 게 아니라 뭔가 이유가 있을 거예요"라고 방어했다. 대화는 평행선을 달렸다. 상담을 통해 부모는 접근 방식을 바꿨다. 먼저 은지와 충분한 대화를 나눴다. 은지가 우는 진짜 이유는 '틀릴까 봐 무서워서'였다. 완벽주의 성향이 강한 은지는 실수할까 봐 늘 긴장했고, 그 긴장이 눈물로 나타났다.

부모는 이 내용을 교사에게 전할 때 이렇게 말했다. "선생님, 은지가 수업 시간에 우는 이유를 아이와 이야기해봤어요. 틀릴까 봐 무서워서 그런 것 같아요. 은지가 실수해도 괜찮다는 걸 느낄 수 있게 도와주실 수 있을까요?" 이 접근은 효과적이었다. 교사는 비난받는다고 느끼지 않았고, 오히려 은지를 도울 구체적인 방법을 함께 고민했다. "그렇군요. 그럼 은지가 발표할 때 '틀려도 괜찮아'라고 먼저 말해주고, 칭찬을 많이 해볼게요" 한 달 후, 은지는 수업 시간에 울지 않게 됐다.

학교와의 대화에서 부모는 아이의 변호인이 아니라 통역자가 되어야 한다. 아이가 직접 말하지 못하는 마음을 대신 전하고, 그 과정에서 아이의 입장을 중심에 세워주는 사람. "요즘 학교에서 긴장한다고 해요", "그때 무서운 마음이 들었대요" 부모가 이런 말을 건넬 때, 교사는 그 아이를 다시 보게 된다. 아이의 표정 뒤에 감정이 있다는 걸 깨닫는 순간, 관계의 방향이 바뀐다.

중학교 2학년 준호의 경우를 보자. 준호는 체육 시간을 극도로 싫어했다. 체육 교사는 "준호가 게을러서 그래요"라고 했지만, 부모가 알아본 진짜 이유는 달랐다. 준호는 공을 못 받을 때마다 친구들이 비웃는 게 두려웠다. 부모는 체육 교사를 만날 때 이렇게 접근했다. "선생님, 준호가 체육을 어려워하는 이유가 있더라고요. 실수할 때 친구들 시선이 무서워서 그런 것 같아요. 혹시 준호가 편하게 참여할 수 있는 방법이 있을까요?" 체육 교사는 즉시 해결책을 제시했다. "그럼 처음엔 심판이나 용구 정리 같은 역할을 맡기고, 천천히 참여하도록 해볼게요" 이 배려 덕분에 준호는 체육 시간의 부담을 덜 수 있었다.

학교와 대화할 때 기록을 남기는 일도 중요하다. 언제, 누구와, 어떤 내용을 나눴는지 간단히 정리해두면 좋다. 이 기록은 비난의 증거가 아니라 아이를 돕기 위한 연속성 있는 대화의 바탕이 된다. "지난번에 말씀드린 것처럼…"이라고 시작하면, 교사도 맥락을 이해하고 더 구체적인 도움을 줄 수 있다.

대화를 마치고 집으로 돌아온 뒤에는 아이에게 그 과정을 들려주는 게 좋다. "엄마가 오늘 선생님께 네 마음을 전했어", "선생님도 네가 얼마나 힘들었는지 이해하셨어" 그 말 한마디에 아이는 안도한다. 자신이 존중받고 있다는 느낌은 아이에게 커다란 힘이 된다. 세상이 내 편이 아니라고 느낄 때, 부모가 나의 마음을 대신 말해줬다는 사실은 아이에게 '나는 혼자가 아니구나'라는 확신을 심어준다. 때로는 교사와의 대화가 원하는 방향으로 흘러가지 않을 수도 있다. 한 부모는 담임교사를 세 번 만났지만 변화가 없었다고 했다. 이럴 때는 다른 통로를 찾아야 한다. 상담교사, 교감, 또는 학년부장 교사와 대화를 시도해볼 수 있다. 중요한 건 포기하지 않고 아이를 위한 소통의 끈을 이어가는 자세다.

학교와의 대화는 완벽한 합의를 이끌어 내는 자리가 아니다. 때로는 오해가 남고, 해결되지 않은 문제들이 이어질 수도 있다. 대화 과정에서 부모가 어떤 태도로 임했는지가 중요하다. 비난이 아닌 이해로, 불안이 아닌 신뢰로 말했는가. 그 마음의 방향이 아이에게 그대로 전해진다.

한 고등학생이 상담 중에 이렇게 말했다. "엄마가 학교에 찾아갔다고 해서 처음엔 창피했어요. 그런데 엄마가 선생님한테 화내지 않고, 제 마음을 설명해 줬다는 걸 알고 나니까…엄마가 진짜 내 편이구나 싶었어요" 부모가 다리 위에서 흔들리지 않을 때, 아이는 그 다리를 건너갈 용기를 얻는다. 결국 학교와의 대화는 관계의 언어를 배우는 시간이다. 부모가 그 언어를 통해 아이의 마음을 지켜내면, 아이는 세상과의 관계에서도 같은 방식으로 자신을 지켜낼 힘을 배운다.

부모가 단단하게 중심을 잡고 세상과 연결될 때, 아이는 그 모습을 통해 배운다. "엄마가 괜찮으니까, 나도 괜찮다" 그 믿음은 여전히 유효하다. 부모가 학교와의 대화 속에서도 아이의 마음을 중심에 세울 때, 아이는 그 믿음 위에서 조금 더 단단하게 자란다.

| 4 |

학교를 잠시 쉬는 동안에도
아이는 성장할 수 있어요

부모 세대에게 학교에 간다는 건 너무나 당연한 일이었다. 특별한 이유가 없는 한 빠지지 않았고, 개근상을 받는 게 자랑이었다. 그래서 정연이가 학교를 쉬기 시작했을 때, 부모는 불안함이 가득했고 병원을 찾게 됐다. '이러다 뒤처지는 건 아닐까', '다시 다닐 수 있을까' 하는 걱정이 마음을 채웠다. 병원 대기실에서 부모는 연신 한숨을 내쉬었다. 다른 아이들은 다 잘 다닌다는데, 우리 아이만 왜 이럴까.

상담실 문이 열리고, 정연이가 조용히 들어섰다. 의자에 앉은 정연이는 고개를 숙인 채 아무 말도 하지 않았다. 그러다 한참 후 작은 목소리로 말했다. "학교에 가면 배가 아파요" 부모는 그 말을 듣고 잠시 아무 말도 할 수 없었다. 단지 불안해서가 아니라, 그 안에 담긴 마음이 느껴졌기 때문이다. "학교가 싫은 게 아니라, 무서울 때 배가 아파요" 정연이의 다음 말에 부모는 비로소 눈을 떴다. 아이는 변명하지 않고, 자신이 느끼는 두려움을 그대로 표현하고 있었다.

그 순간 부모는 처음으로 깨달았다. 이건 단순히 '학교를 안 가는 문제'가 아니라, 마음의 언어로 보내는 신호라는 사실을.

학교에 가지 않는다고 해서 정연이의 성장이 멈춘 건 아니었다. 정연이는 여전히 자라고 있었다. 다만 그 성장은 교실 밖, 조금 다른 자리에서 일어나고 있었다. 어른의 눈에는 잘 보이지 않았지만, 정연이는 자기만의 속도로 매일 배우고 느끼고 있었다.

학교를 쉬는 동안 정연이는 자기만의 하루를 만들어 갔다. 아침에 언제 일어날지, 무엇을 먼저 할지, 언제 쉴지를 스스로 정했다. 학교에서는 늘 정해진 시간표에 따라 움직였지만, 이때만큼은 자신이 하루의 주인이었다. 누가 시켜서가 아니라 스스로 선택하고 움직이면서 정연이는 '내가 할 수 있다'는 감각을 배워 갔다. 그 경험은 작지만 단단한 자신감으로 쌓여 갔다.

처음 한 달은 정연이도, 부모도 혼란스러웠다. 정연이는 늦잠을 자고, 하루 종일 잠옷 차림으로 있었다. 부모는 조바심이 났다. "이렇게 놔둬도 되나요?" 상담 때마다 묻는 부모에게 나는 답했다. "정연이가 지금 충전하고 있어요. 마음의 배터리가 완전히 방전됐던 거예요" 두 달째부터 정연이에게 변화가 나타났다. 스스로 알람을 맞추고 일어나기 시작했다. 아침을 먹고, 샤워를 하고, 옷을 갈아입었다. 작은 일상의 리듬을 스스로 만들어가기 시작한 거다. "오늘은 책 한 권 읽을 거예요"라고 계획을 세우고, 실제로 실천했다. 부모는 놀랐다. 강요하지 않았는데도 아이가 스스로 움직이기 시작했으니까. 이 시기는 마음을 다루는 연습의 시간이 되기도 했다. 학교를 쉬게 된 이유는 여러 가지였지만, 그 안에는 불안과 두려움이 숨어 있었다. 처음에는 "학교에 가면 배가 아파요"라고 말하던 정연이는 시간이 지나며 조금씩 달라졌다. 어느 날 정연이는 조용히 말했다. "선생님이 무서울 때 배가 아파요" 그 말을 들은 부모는 놀랐다. 단순한 말의 변화가 아니라, 마음을 이해하고 표현하는 힘이 자란 증거였다.

정연이는 점점 자신의 감정을 바라볼 수 있게 됐고, 두려움이 생길 때마다 어떻게 해야 하는지 스스로 방법을 찾아갔다. "숨을 크게 쉬면 조금 나아져요", "좋아하는 음악을 들으면 마음이 편해져요" 정연이가 발견한 자기만의 대처법들이었다. 부모는 그 모습을 지켜보며 마음이 조금씩 풀어졌다. 억지로 학교에 보내는 대신, 아이가 스스로 마음을 정리할 시간을 주는 게 더 큰 도움이 된다는 걸 깨달았다.

학교를 쉬는 시간은 정연이에게 숨 고르기의 시간이 됐다. 요즘 아이들은 생각보다 많은 자극 속에서 산다. 수업, 학원, 숙제, 친구 관계, 휴대폰과 인터넷까지 하루에도 수십 번씩 긴장과 비교의 순간을 겪는다. 늘 팽팽하게 살아가던 정연이는 어느 순간 에너지가 바닥났다. 그럴 때 잠시 쉬어가는 건 게으름이 아니었다. 오히려 마음이 다시 힘을 찾는 과정이었다. 정연이는 늦잠을 자기도 했고, 햇살이 드는 창가에서 조용히 책을 읽기도 했다. 좋아하는 음악을 들으며 멍하니 창밖을 바라보는 날도 있었다. 겉으로는 아무 일도 하지 않는 것처럼 보였지만, 정연이는 자기 안을 다시 정리하고 있었다. 그 시간은 단순한 휴식이 아니라 회복이었다.

세 달째, 정연이가 먼저 말했다. "엄마, 나 그림 그리고 싶어" 학교 다닐 때는 시간이 없어서 못했던 일이었다. 부모는 즉시 그림 도구를 사줬다. 정연이는 하루에 몇 시간씩 그림을 그렸다. 때로는 어두운 그림을, 때로는 밝은 그림을 그렸다. 그림 속에 자신의 마음을 담아내고 있었다. 한 달 후, 정연이의 그림에 변화가 나타났다. 처음엔 혼자 있는 사람만 그리던 정연이가 여러 사람이 함께 있는 그림을 그리기 시작했다.

학교를 쉬는 동안 정연이는 관계에 대해서도 다시 생각했다. 학교에서 겪은 힘든 일 대부분은 사람과의 관계에서 비롯됐다. 친구와의 다툼, 선생님과의 오해, 비교 속에서 느낀 위축감은 정연이의 마음을 깊이 흔들었다. 하지만 거리를 두고 나자, 정연이는 그 관계를 다르게 바라보게 됐다. "모두에게 잘해야 해"라는 부담에서 벗어나 "나를 편하게 해주는 사람과 함께하면 돼"라는 생각이 자리 잡았다.

가족과의 시간도 달라졌다. 학교 다닐 때는 늘 "숙제했니?", "학원 갈 시간이야"만 반복됐는데, 이제는 다른 대화가 오갔다. "오늘 기분은 어때?", "뭐 하고 싶어?" 부모도 정연이도 서로를 새롭게 알아가는 시간이었다. 저녁 식사 후 온 가족이 함께 보드게임을 하거나, 주말에 가까운 산을 오르기도 했다. 정연이는 말했다. "학교 다닐 때는 가족이랑 이렇게 시간을 보낸 적이 없었어요"

네 달째, 정연이가 작은 변화를 보이기 시작했다. "친구들이 뭐 하고 있을까 궁금해요" 처음으로 학교와 친구들에 대한 관심을 표현한 순간이었다. 부모는 조심스럽게 물었다. "만나고 싶은 친구가 있니?", "한 명 있어요. 그런데 아직은…" 정연이는 아직 준비가 안 됐다고 했다. 부모는 재촉하지 않았다. "언제든 네가 원할 때 만나면 돼" 학교를 쉬는 동안 정연이는 자신을 더 잘 알게 됐다. 늘 바쁘게 돌아가던 일상 속에서는 '나는 어떤 사람일까' 생각할 여유가 없었다. 하지만 잠시 멈춰 서자, 정연이는 스스로에게 질문을 던졌다. "나는 무엇을 좋아하지?", "무엇을 하면 마음이 편해질까?", "내가 힘들었던 이유는 뭘까?" 이 질문들은 공부보다 더 깊은 배움으로 이어졌다.

정연이는 일기를 쓰기 시작했다. 처음엔 한두 줄이었지만, 점점 길어졌다. "오늘은 구름이 예뻤다", "엄마가 만든 김치찌개가 맛있었다", "그림을 그리다가 시간 가는 줄 몰랐다" 소소한 일상이 일기장을 채웠다. 그러다 어느 날부터는 더 깊은 이야기들이 나타났다. "학교에서 늘 다른 애들과 비교당하는 게 싫었다", "실수하면 큰일 날 것 같아서 무서웠다", "이제는 실수해도 괜찮다는 걸 알 것 같다"

다섯 달째, 정연이가 말했다. "엄마, 나 검정고시 준비해보고 싶어요" 부모는 놀랐지만 지지했다. 정연이는 스스로 계획을 세우고 공부를 시작했다. 학교에서는 늘 뒤처진다고 느꼈던 정연이가, 자기 속도로 공부하니 이해가 빨랐다. "이제야 공부가 재미있어요. 내 속도로 할 수 있으니까요"

이 시기를 '공백'이라고 부를 필요는 없다. 그건 멈춤이 아니라 방향을 새로 정비하는 시간이었다. 어른도 일이나 관계에서 지쳤을 때 잠시 쉬며 자신을 돌아보듯, 아이에게도 그런 시간이 필요했다. 그 시간을 통해 정연이는 자신의 속도를 존중하는 법을 배웠고, 마음이 흔들릴 때 다시 중심을 잡는 법을 익혔다.
여섯 달이 지났을 때, 정연이가 부모에게 말했다. "학교를 쉬는 동안 나를 더 잘 알게 됐어요. 내가 뭘 좋아하는지, 뭘 싫어하는지, 어떤 사람이 되고 싶은지. 학교 다닐 때는 그런 생각할 시간이 없었는데"

부모가 할 일은 정연이를 억지로 학교로 돌려보내는 게 아니었다. 정연이가 다시 마음을 세울 수 있도록 곁에서 기다려 주는 일이었다. 조급함을 내려놓고, 정연이의 속도를 믿어 주는 게 진짜 도움이 됐다. 부모는 상담을 통해 배운 걸 실천했다. "오늘 하루 어땠어?"라고 묻되, "공부는 했니?"라고 묻지 않았다. "네가 행복했으면 좋겠어"라고 말하되, "빨리 학교 가야지"라고 재촉하지 않았다.

학교를 쉬는 동안에도 정연이는 자라고 있었다. 눈에 보이지 않을 뿐, 그 성장은 조용히, 그러나 단단하게 진행되고 있었다. 어느 날 정연이가 다시 학교의 문을 열고 들어섰을 때, 부모는 알게 됐다. 그 동안 정연이가 얼마나 많은 걸 배우고, 얼마나 깊게 자라 있었는지를. 학교를 쉬는 시간은 결코 잃어버린 시간이 아니었다. 오히려 정연이가 자신을 찾고, 세상과 다시 연결될 힘을 기르는 소중한 시간이었다.

5

복귀, 또는 새로운 길
– 무엇이든 아이가 주체가 되게

회복의 끝은 교실이 아니라, 아이 자신에게 돌아가는 길이다.
누군가는 다시 학교로 돌아가고, 누군가는 잠시 멈추거나 전혀 다른 길을 택한다. 그러나 그 어느 경우에도 중요한 것은 '어디로 가느냐'가 아니라 '누가 결정하느냐'다. 아이가 스스로의 마음을 이해하고, 자신의 속도로 한 걸음을 내딛을 때 비로소 회복이 시작된다. 그것은 성적표로도, 출석부로도 측정할 수 없는 가장 인간적인 성장의 순간이다.

상담실에서 부모들은 종종 묻는다. "선생님, 언제쯤 학교에 다시 보낼 수 있을까요?" 그 질문 속에는 조급함과 불안, 그리고 사랑이 섞여 있다. 하지만 나는 먼저 이렇게 되묻는다. "아이가 지금 어떤 마음으로 그 질문을 듣게 될까요?"

복귀의 시점은 일정표로 정할 수 있는 게 아니다. 아이의 내면에서 '다시 가볼 수 있을 것 같다'는 신호가 생길 때, 비로소 진짜 다시 갈 수 있다. 억지로 밀어붙인 복귀는 다시 무너짐을 불러올 수 있어서다. 회복은 직선이 아니라 곡선이며, 때로는 돌아가야 더 멀리 간다.

중학생 서연이가 그랬다. 한동안 학교를 쉬던 서연이는 어느 날 말했다.
"이제는 조금 덜 무서워요. 그런데 아직 완전히는 아니에요."
그 말 속에는 두려움과 용기가 함께 있었다. 부모는 "그래, 아직 완전히는 아니어도 괜찮아. 준비되면 가보자"라고 답했다. 그리고 그 대화가 전환점이 됐다.

부모는 아이와 함께 '복귀 연습'을 시작했다. 처음엔 학교 앞까지만 갔다가 돌아왔다. "학교 건물이 생각보다 작네?" 아이가 말했다. 일주일 후에는 방과 후 시간에 학교 운동장을 한 바퀴 돌았다. "텅 빈 운동장은 괜찮아요" 또 일주일 후에는 담임 선생님을 만났다. "선생님이 반갑다고 하셨어요" 아이는 한결 편안해 보였다.
이런 단계적 접근을 통해 아이는 학교에 대한 두려움을 조금씩 줄여갔다. 몇 주 후 아이는 스스로 학교 문을 열었다. 그 한 걸음은 작았지만, 그 아이의 인생에서 가장 큰 발걸음이었다.

복귀란 '다시 학교에 가는 일'이 아니라 '다시 나를 믿는 일'이었다. 첫날은 두 시간만 있다가 왔고, 다음 날은 점심까지, 그다음 주부터는 온종일 학교에 있을 수 있었다. 아이는 말했다. "제가 결정해서 간 거라 덜 무서워요"

늘 서연이 같지만은 않았다. 반대로 어떤 아이들은 다른 길을 택했다. 고등학교 2학년 수현이는 6개월간 학교를 쉰 후 이렇게 말했다. "저는 학교로 돌아가고 싶지 않아요. 대신 다른 방법으로 공부하고 싶어요" 부모는 처음엔 당황했다. 대학은 어떻게 가나, 친구들은 어떻게 만나나, 걱정이 앞섰다. 하지만 수현이는 자신의 계획을 차근차근 설명했다. "검정고시를 보고, 관심 있는 분야를 독학할 거예요. 온라인 강의도 듣고, 관련 커뮤니티 활동도 하고 싶어요" 수현이는 학교를 그만두는 게 아니라 자신만의 배움의 길을 선택하는 거였다. 부모는 결국 수현이의 결정을 지지했다. "네가 진지하게 고민한 결과라면, 엄마 아빠는 응원할게" 1년 후 수현이는 검정고시에 합격했고, 웹 디자인을 독학해 작은 프로젝트들을 시작했다. "학교 다닐 때보다 훨씬 많이 배우고 있어요. 제가 정말 하고 싶은 걸 할 수 있어서 행복해요" 수현이의 눈은 학교 다닐 때와는 비교할 수 없을 만큼 빛났다.

예술학교, 대안학교, 온라인 수업, 홈스쿨링 등 선택지는 다양하다. 중요한 건 '정상 경로로 돌아가는 것'이 아니라, '자신에게 맞는 환경을 찾는 것'이다. 한 아이는 대안학교를 선택했다. "여기는 저를 있는 그대로 봐줘요. 경쟁하지 않고 함께 성장하는 느낌이에요" 다른 아이는 홈스쿨링을 하며 자신의 재능을 발견했다. "집에서 공부하니까 제 속도에 맞출 수 있어요. 관심 있는 과목은 깊이 파고, 어려운 건 천천히 해요"
학교의 형태가 달라져도 배움의 본질은 같다. 자신이 누구인지 알아가고, 세상과 연결되는 방법을 배우는 것. 그 과정이 교실 안이든 집이든, 아이에게 진짜 배움이 일어나는 곳이 바로 학교다.

심리학에서는 이를 '자기결정성(self-determination)'이라고 부른다. 인간은 스스로 선택하고 통제할 때 비로소 동기와 회복력을 유지할 수 있다. 부모가 대신 정해주는 복귀는 일시적인 안정감을 줄 수는 있지만, 진짜 성장으로 이어지기 어렵다. 아이가 스스로의 속도와 방향을 결정할 수 있을 때, 그 지점을 '회복의 완성'이라고 부른다.

물론 부모의 마음은 늘 불안하다. "이렇게 쉬어도 될까?", "학교를 안 다니면 나중에 힘들지 않을까?" 그 걱정은 너무나 자연스럽다. 한 어머니는 상담 중에 눈물을 흘렸다. "다른 아이들은 다 학교 잘 다니는데, 우리 아이만 이러니까… 제가 부모로서 실패한 것 같아요" 상담실에서 눈물을 흘리며 참담해 하는 어머니에게 말했다. "아이가 '쉬어가는 시간'을 통해 자기 마음을 들여다보고, 새로운 가능성을 탐색하고 있다면, 그 시간은 결코 낭비가 아니에요. 오히려 자신에게 맞는 배움의 방식을 찾는 가장 깊은 성장의 과정일 수 있어요"

실제로 많은 아이들이 학교를 쉬는 동안 자신의 진짜 관심사를 발견한다. 한 아이는 요리에 빠져 요리학원을 다니기 시작했고, 다른 아이는 코딩을 독학해 앱을 만들었다. 또 다른 아이는 봉사활동을 하며 사회복지사의 꿈을 키웠다. 학교라는 틀에서 벗어나자 오히려 더 넓은 세상이 아이들의 눈에 들어왔다.

세상은 점점 다양해지고, 배움의 형태도 달라지고 있다. 학교 복귀만이 유일한 정답이 아니라는 사실을 부모가 먼저 받아들일 때, 아이는 비로소 안전하게 자신의 길을 탐색할 수 있다. 한 아버지는 이렇게 말했다. "처음엔 아이가 학교 안 가는 게 창피했어요. 주변에서 뭐라고 할까 봐. 그런데 아이가 자기 길을 찾아가는 모습을 보니, 이제는 자랑스러워요"

물론 복귀를 선택한 아이들도 있다. 하지만 그 복귀는 예전과 달랐다. 한 초등학생은 학교로 돌아가면서 이렇게 말했다. "이제는 친구들이 뭐라 해도 덜 신경 쓰여요. 제가 누군지 알게 됐거든요" 학교를 쉬는 동안 자기 자신을 발견한 아이는, 학교로 돌아가서도 중심을 잃지 않았다.

중요한 건 아이가 주체가 되는 일이다. 부모나 교사가 아닌, 아이 스스로 자신의 길을 선택할 수 있어야 한다. 그 선택이 학교 복귀든, 대안학교든, 홈스쿨링이든 상관없다. 아이가 "이건 내가 선택한 길이야"라고 말할 수 있다면, 그 길은 옳은 길이다.

아이들에게는 각자의 속도가 있다. 어떤 아이는 빨리 회복하고, 어떤 아이는 시간이 더 필요하다. 어떤 아이는 학교로 돌아가고, 어떤 아이는 새로운 길을 찾는다. 그 모든 과정이 성장이고 배움이다. 부모가 할 일은 방향을 정해주는 게 아니라, 아이가 스스로 방향을 찾을 수 있도록 옆에서 함께 기다려주는 일이다.

조급함 대신 신뢰로, 두려움 대신 존중으로 아이의 걸음을 지켜볼 때, 그 길은 어느 쪽이든 아이의 인생을 단단하게 만든다. 결국 회복의 끝은 '복귀'가 아니라 '자기 자신으로 돌아오는 것'이다. 결국 아이도 알게 된다.
"학교에 가도, 가지 않아도, 나는 여전히 나일 수 있다."
아이만의 확신이 생길 때, 아이는 어떤 선택을 하든 당당하게 자신의 길을 걸어갈 수 있다.

그렇다면 부모의 역할은 무엇일까?
아이의 인생을 밀어주는 손이 아니라, 넘어졌을 때 다시 일어설 수 있도록 곁을 지켜주는 바람이어야 한다. 아이가 자기 발로 걷는 그 순간, 부모의 사랑은 비로소 완성된다. 부모 역시 완벽할 필요는 없다. 다만 아이를 향한 믿음을 잃지 않는 마음, 그것이면 충분하다. 아이가 흔들릴 때 그 믿음이 등불이 되고, 길을 찾을 때 그 믿음이 바람이 되어준다. 결국 아이의 회복은 부모의 신뢰 위에서 자란다.

6

가족 시스템 전체의 균형 찾기
: 형제자매와의 관계 지원

열 손가락 깨물어 안 아픈 손가락은 없지만, 더 아픈 손가락은 있다. 아이 중 한 명이 학교에 가지 못하거나 정서적으로 어려움을 겪을 때, 부모의 시선과 에너지는 자연스럽게 그 아이에게 쏠린다. 병원 예약, 상담, 교사와의 연락, 매일 눈치 보기까지. 그렇게 하루가 지나면 다른 형제자매는 조용히 뒤로 밀려난다.

"너는 알아서 잘 하잖아."

"지금은 네 동생이 힘들잖아, 조금만 이해해줘."

그런데 이 말은 사랑의 언어로 들리지만, 듣는 입장에서는 외로운 언어가 될 때가 많다.

진료실에서는 종종 이런 말을 듣는다. "둘째가 요즘 더 까칠해졌어요", "첫째는 착해서 괜찮을 줄 알았는데, 오히려 마음을 닫았어요" 형제자매는 가족 안의 '조용한 피해자'가 되기 쉽다. 부모의 관심이 한쪽으로 치우친 틈에, 자신이 '덜 중요한 사람'이 된 듯한 느낌을 받기 때문이다.

초등학교 1학년 진우가 등교를 거부하기 시작했을 때, 초등학교 5학년인 누나 서연이는 조용히 자신의 방으로 들어갔다. 부모는 진우 문제로 정신이 없었다. 아침마다 진우를 설득하느라 전쟁이었고, 저녁에는 진우의 상태를 논의하느라 바빴다. 서연이는 알아서 학교에 가고, 알아서 숙제를 했다. 부모는 "서연이는 정말 착해"라고 생각하며 안심했다.

그렇게 한 달이 지나가던 어느 날, 서연이의 담임교사에게 전화가 왔다. "서연이가 요즘 수업에 집중을 못해요. 멍하니 있다가 갑자기 울기도 하고요" 부모는 충격을 받았다. 서연이도 힘들었던 거다. 그날 밤 부모는 서연이와 대화를 시도했다. "서연아, 요즘 힘든 일 있니?" 서연이는 한참을 망설이다 말했다. "엄마 아빠는 진우만 신경 쓰잖아요. 나는 없는 사람 같아요" 그 말에 부모는 가슴이 철렁했다. 서연이를 소홀히 한다는 생각은 없었지만, 서연이 입장에서는 그렇게 느껴졌던 거다.

부모는 즉시 접근을 바꿨다. 매일 저녁 15분씩 서연이와만의 시간을 가졌다. "오늘 서연이는 어땠어? 엄마가 듣고 싶어" 처음엔 서연이가 "별일 없어요"라고만 답했지만, 일주일이 지나자 조금씩 마음을 열기 시작했다. "사실 저도 학교 가기 싫을 때가 있어요. 그런데 말하면 엄마 아빠가 더 힘들어할 것 같아서…" 서연이도 나름의 어려움을 견디고 있었던 거다. 부모는 서연이를 안아주며 말했다. "서연이도 힘들 때는 언제든 말해. 너도 소중하니까"

이때 중요한 건 '공평한 시간'이 아니라 '존중받는 느낌'이다. 모든 아이에게 똑같은 시간을 나누는 건 불가능하지만, 각자의 마음을 존중받고 있다고 느끼게 하는 건 가능하다. 진우와 병원에 다녀온 날, 부모는 서연이에게 작은 편지를 썼다. "서연아, 오늘도 씩씩하게 학교 다녀와 줘서 고마워. 엄마 아빠는 너를 사랑해" 그 짧은 편지 한 장이 서연이에게는 큰 위로가 됐다.

형제자매에게 '너는 동생을 이해해야 한다'는 책임을 지우는 대신, 그 아이의 감정도 함께 인정해주는 게 필요하다. "동생이 학교 안 가서 속상하지?", "엄마가 동생 신경 쓰느라 너랑 못 놀아서 미안해" 이런 솔직한 말들이 오히려 가족 안의 공기를 맑게 만든다.

한 가정에서는 '가족 회의'를 시작했다. 매주 일요일 저녁, 온 가족이 모여 각자의 한 주를 나눴다. 규칙은 간단했다. 한 사람이 말할 때 다른 사람은 끝까지 듣기, 비난하지 않기, 각자의 감정을 존중하기. 처음엔 어색했지만, 몇 주가 지나자 가족 간 소통이 활발해졌다. 막내가 학교를 거부하던 그 집에서, 큰아이가 가족 회의 때 이렇게 말했다. "동생이 힘든 건 알겠는데, 나도 관심받고 싶어요" 부모는 그 말을 듣고 깨달았다. 힘든 아이를 돌보느라 다른 아이의 마음을 놓치고 있었다는 걸. 그날부터 부모는 큰아이와 단둘이 영화를 보러 가거나, 좋아하는 카페에서 대화하는 시간을 만들었다.

형제자매 간의 감정도 중요하다. 한 아이가 학교를 안 가면, 다른 아이는 복잡한 감정을 느낀다.

부러움(나도 쉬고 싶은데…), 분노(왜 걔만 특별대우 받아?), 걱정
(동생이 괜찮을까?), 죄책감(내가 학교 잘 다니는 게 동생한테 미안
해) 등이 뒤섞인다. 이런 감정들을 표현할 수 있도록 돕는 게 중요하
다. 그중에 '감정 그림'이 도움이 된다. 실제로 한 가정에서 '감정 그
림'을 그려 보도록 권한 적이 있다. 그러자 변화가 시작됐다. 각자
자신의 마음을 색깔과 모양으로 표현했다. 학교를 거부하는 동생은
검은 구름을, 누나는 반은 햇살 반은 구름인 그림을 그렸다. 그림을
보며 서로의 마음을 이해하는 시간이 됐다.

가족은 하나의 시스템이다. 한 구성원이 흔들리면 전체가 영향을 받
는다. 그래서 치료의 과정에서도 '아이 개인'이 아니라 '가족 전체의
균형'을 함께 살펴야 한다. 힘든 아이만 치료하는 걸로는 충분하지
않다. 부모의 정서적 안정, 형제자매의 감정적 공간, 가족 간의 소통
이 함께 회복될 때 진짜 변화가 일어난다.

"둘째가 학교를 안 가면서 온 가족이 흔들렸어요. 처음엔 둘째만의
문제라고 생각했는데, 알고 보니 우리 가족 전체가 너무 지쳐있었더
라고요" 상담을 왔던 한 아버지는의 고백이다. 이후로 그 가족은 함
께 캠핑을 가기 시작했다. 학교, 학원, 성적에서 벗어나 서로를 위하
는 가족으로 시간을 보냈다. 불을 피우고, 음식을 만들고, 별을 보며
이야기를 나눴다. 그 시간들이 가족 전체에 활력을 불어넣었다. 가

족이 함께 식탁에 앉아 대화하는 짧은 시간도 중요하다. "오늘은 동생 이야기 말고, 우리 가족 모두의 하루를 나눠보자" 이런 균형의 시간이 쌓일수록, 가족은 위기 속에서도 서로의 버팀목이 된다. 힘든 아이는 그 안정된 가족의 기운을 느끼며 조금씩 회복하고, 다른 형제자매는 '나도 이 가족의 중요한 일원'이라는 확신을 얻는다.

상황이 이렇다 보니 때로는 형제자매도 상담이 필요할 때도 있다. 한 가정에서는 언니가 동생의 등교 거부로 스트레스를 받아 상담을 받기 시작했다. 상담사는 언니의 복잡한 감정을 들어주고 정리하도록 도왔다. "동생이 미우면서도 걱정되고, 부모님이 동생만 신경 쓰는 게 서운하면서도 이해가 돼요" 이런 양가감정을 표현하고 수용받는 경험을 통해 언니도 안정을 찾았다.

형제자매를 위한 부모의 구체적인 지원이 필요하다. 한 어머니는 큰아이를 위해 특별한 시간을 만들었다. "금요일 저녁은 너의 시간이야. 뭘 하고 싶은지 정해봐" 큰아이는 엄마와 단둘이 요리하기, 보드게임하기, 산책하기 등을 선택했다. 그 시간만큼은 동생 이야기를 하지 않기로 약속했다. 큰아이는 "나도 소중한 사람이구나"라는 느낌을 받았다.

결국 부모가 지켜야 할 건 '균형의 축'이다. 한 아이의 고통을 외면하지 않되, 다른 아이의 외로움도 놓치지 않는 게 중요하다. 모든 아이를 완벽히 돌볼 수는 없지만, '모두가 사랑받고 있음을 느끼게 하는 것'이 부모가 가족 시스템 안에서 해야 하는 기본 자세다.

한 어머니는 매일 밤 잠들기 전 세 아이 방을 돌며 각자에게 다른 인사를 했다. 큰아이에게는 "오늘도 멋지게 하루를 보냈구나", 둘째에게는 "네가 있어서 엄마는 힘이 나", 막내에게는 "천천히 가도 괜찮아, 엄마가 기다릴게"라고 속삭였다. 각자에게 맞는 메시지를 전하는 그 짧은 순간이, 가족의 균형을 지키는 비결이었다.

가족은 함께 아프고 함께 회복한다. 한 아이의 어려움은 가족 전체의 성장 기회가 될 수 있다. 위기를 함께 넘으며 가족은 더 단단해지고, 서로를 더 깊이 이해하게 된다. 그 과정에서 형제자매도 함께 성장한다. "동생이 힘든 걸 보니 나도 힘들 때 말해도 되는구나", "가족이 서로 도우면 어려움을 넘을 수 있구나" 같은 깨달음을 얻는다.

| 7 |

장기적 관점 유지하기
: 당장의 등교보다 평생의 정서적 건강이 중요합니다

부모가 상담실에서 가장 자주 하는 말이 있다.

"빨리 학교에 다시 다녔으면 좋겠어요."

그 마음에는 사랑과 책임이 뒤섞여 있다. 아이가 힘들어하는 걸 더는 보고 싶지 않은 마음, 그리고 세상 속에서 잘 살아가길 바라는 간절함. 그러나 때로는 이 사랑이 조급함이 되어 아이의 회복을 더디게 만들기도 한다.

아이의 삶은 '이번 학기'로 끝나지 않는다. 아이가 앞으로 마주할 시간은 길고, 그 길 위에서 진짜 필요한 건 '지속 가능한 마음의 힘'이다. 등교는 회복의 '결과'이지, '목표'가 아니다. 아이가 자신의 감정을 이해하고, 다시 세상과 연결될 수 있는 내적 안정감을 되찾을 때, 학교로의 복귀는 자연스럽게 따라온다.

상담실에는 보통 아버지가 찾아오는 일은 드물다. 그런데 한 아버지가 상담실에 왔다. 아들이 고등학교 1학년 때 학교를 그만뒀다고 한다. "제 인생에서 가장 힘든 결정이었어요. 주변에서는 미쳤냐고 했죠. 대학은 어떻게 가냐고" 그러나 5년이 지난 지금, 그 아들은 자신이 좋아하는 일을 찾아 열정적으로 살고 있다. "학교를 그만둔 건 실패가 아니라, 아들이 자기 자신을 찾아가는 과정이었어요" 어떤 부모는 아이의 휴학을 실패로 여긴다. 그러나 심리적 위기에서 잠시 쉬어가는 건 결코 실패가 아니다. 오히려 회복의 과정에서 가장 중요한 단계다.

성인도 소진될 때 잠시 멈추어야 하듯 아이들에게는 더욱 필요하다. 성장기의 아이는 아직 감정 조절 능력과 회복탄력성이 완전히 발달하지 않았기에, 충분한 휴식과 재정비의 시간이 필요하다.

한 중학생 아이는 이렇게 말했다. "학교는 잠깐 멈췄지만, 저는 제 마음을 공부하고 있어요" 그 말 속에는 성적표로는 측정할 수 없는 성장의 흔적이 담겨 있었다. 아이가 자기 마음을 들여다보고, 불안을 알아차리고, 다시 중심을 세우는 과정은 어른이 되어도 이어질 평생의 자산이 된다.

상담실에서 만난 한 어머니의 이야기가 기억에 남는다. 딸이 중학교 2학년 때 등교를 거부했다. 처음 3개월은 지옥 같았다고 한다. "매일 아침이 전쟁이었어요. 억지로 끌고 가려고 했다가, 서로 울고불고…" 그러다 어머니는 생각을 바꿨다. "아, 이 아이가 지금 당장 학교에 가는 게 중요한 게 아니라, 20년 후에도 건강하게 살아가는 게 중요하구나" 그 깨달음이 모든 걸 바꿨다. 어머니는 더 이상 아침마다 전쟁을 하지 않았다. 대신 딸과 함께 산책을 하고, 요리를 하고, 영화를 봤다. 딸은 천천히 안정을 찾았고, 일 년 후 스스로 학교로 돌아갔다. 지금 그 딸은 대학생이 되어 심리학을 공부하고 있다.

"그때 엄마가 저를 믿고 기다려주지 않았다면, 지금의 저는 없었을 거예요."

부모에게 필요한 건 '지금의 등교 여부'보다 '미래의 정서적 건강'이라는 긴 호흡의 시선이다. 아이가 잠시 멈춘 이유를 이해하고, 그 시간을 함께 견디며, 아이의 내적 회복력을 키워주는 일. 그게 진짜 교육이며, 부모가 줄 수 있는 가장 큰 선물이다. 심리학에서는 이를 '정서적 안전기반(secure base)'이라 부른다. 부모가 아이에게 안정된 정서적 공간을 제공할 때, 아이는 다시 세상을 탐색할 용기를 얻는다. 아이가 넘어져도 다시 일어날 수 있는 힘은 성적이나 학교 출석이 아니라, 그 마음의 안전기반에서 비롯된다.

10년 전 상담했던 한 학생이 최근 병원을 방문했다. 반가운 마음만큼이나 어디가 또 안 좋은 것인지 걱정되는 마음으로 아이를 보았다. 고등학교 때 심한 불안으로 일 년간 학교를 쉬었던 아이였다. 그러나 걱정과는 달리 아이는 그녀만의 주체적인 삶을 살고 있었다. 지금은 간호사가 되어 일하고 있었다. "선생님, 그때 학교 쉬면서 제가 누군지, 뭘 원하는지 알게 됐어요. 그 시간이 없었다면 지금처럼 제가 좋아하는 일을 하지 못했을 거예요"

이런 이야기들이 특별한 성공 사례처럼 들릴 수도 있다. 하지만 실제로 만난 많은 아이들이 비슷한 경험을 했다. 잠시 멈춤은 포기가 아니라 재도약을 위한 준비였다. 중요한 건 그 시간을 어떻게 보내느냐, 그리고 부모가 어떤 태도로 함께하느냐였다.

청소년기에 정서적 어려움을 겪고 적절한 지원을 받은 아이들과 그렇지 못한 아이들을 20년간 추적 관찰한 연구 조사가 있었다. 놀랍게도 어려움을 겪었지만 제대로 된 지원을 받은 아이들이 성인이 되어 더 높은 회복탄력성과 정서적 안정감을 보였다. 반면 어려움을 억압하고 무시당한 아이들은 성인이 되어서도 불안과 우울을 경험할 확률이 높았다. 이 연구가 시사하는 바는 명확하다. 아이가 힘들 때 그 신호를 무시하고 억지로 일상을 강요하는 건 장기적으로 더 큰 문제를 만든다. 반대로 아이의 어려움을 인정하고 함께 해결해 나가면, 그 경험이 오히려 아이를 더 강하게 만든다.

부모들이 자주 하는 걱정 중 하나는 '학습 공백'이다. "다른 아이들은 계속 공부하는데, 우리 아이만 뒤처지는 거 아닐까?" 하지만 정서적 안정 없이는 진짜 학습이 일어나지 않는다. 불안한 상태에서 억지로 공부한 건 머리에 남지 않는다. 오히려 마음이 안정되면 학습 능력도 자연스럽게 회복된다. 실제로 많은 아이들이 학교를 쉬는 동안 자신만의 학습 방법을 발견한다. 한 아이는 "학교에서는 진도 따라가느라 바빴는데, 혼자 공부하니까 제대로 이해할 수 있어요"라고 말했다. 다른 아이는 "관심 있는 분야를 깊이 파고들 수 있어서 좋아요"라고 했다. 이들은 단순히 지식을 암기하는 게 아니라, 배움의 즐거움을 발견하고 있었다.

당장의 등교보다 중요한 건 아이가 스스로를 믿을 수 있는 마음이다. "내가 힘들어도 괜찮아, 나는 다시 일어날 수 있어" 그 믿음이 생기면, 아이는 결국 자신에게 맞는 속도로 앞으로 나아간다.

한 어머니가 상담 중에 했던 말이 기억난다.
"저도 어릴 때 학교 가기 싫은 날이 많았어요. 그런데 부모님이 무조건 가라고만 했죠. 그래서 어른이 되어서도 힘들 때 도움을 청하지 못했어요. 제 아이는 달랐으면 좋겠어요. 힘들 때 힘들다고 말할 수 있고, 도움이 필요할 때 도움을 청할 수 있는 사람이 되었으면 좋겠어요."
이 어머니의 바람처럼, 아이가 자신의 감정을 존중받고 표현할 수 있는 경험은 평생의 자산이 된다. 학교를 며칠, 몇 달, 혹은 1년 쉬는 게 인생 전체에서는 아주 짧은 시간이다. 하지만 그 시간 동안 얻은 자기 이해와 정서적 안정감은 평생 지속된다.

부모의 시선이 '하루하루의 출석'에서 '평생의 정서적 건강'으로 옮겨갈 때, 아이의 회복은 비로소 시작된다. 학교는 인생의 한 부분

일 뿐, 전부가 아니다. 아이가 건강한 성인으로 자라는 데는 여러 길이 있다. 중요한 건 그 길 위에서 아이가 자기 자신을 잃지 않는 일이다.

"아들이 오늘 웃었다. 진짜로 웃었다. 학교는 안 가지만, 아들은 살 아있다. 그걸로 충분하다."
아들이 학교를 쉬기 시작했을 때 한 아버지가 쓴 일기다.
"오늘도 아들은 학교에 가지 않았다. 처음엔 화가 났고, 다음엔 슬펐고, 지금은… 그냥 아들이 행복했으면 좋겠다."
어쩌면 모든 부모의 바람은 이 단순한 '행복'이라는 단어가 전부이지 않을까? 이 아버지의 깨달음처럼, 때로는 우리가 놓아야 할 건 '정상성'에 대한 집착이다. 모든 아이가 같은 속도로, 같은 방향으로 가야 한다는 생각. 그 생각을 놓을 때, 아이는 자신만의 빛깔로 빛날 수 있다.

20년 전에는 상상도 못했던 직업들이 생겨나는 지금은 배움의 방식도 혁신적으로 변하고 있다. 그런데 부모만 멈추고 있는 것은 아닐까? 이런 시대에 '학교만이 유일한 길'이라는 생각은 오히려 아이의 가능성을 제한할 수 있다. 중요한 건 아이가 자신을 믿고, 어려움을 헤쳐나갈 수 있는 내적 힘을 기르는 일이다.

부모가 장기적 관점을 유지한다는 건, 아이의 '지금'을 있는 그대로 받아들이면서도 '미래'를 향한 희망을 놓지 않는 일이다. 오늘 학교에 가지 못했다고 해서 내일도 가지 못하는 건 아니다. 이번 학기를 쉬었다고 해서 평생 쉬는 것도 아니다. 아이는 자신만의 시간표로 성장하고 있을 뿐이다.

아이의 여정의 끝에는 학교가 아니라, '단단한 나 자신'이 서 있을 것이다. 부모가 믿고 기다려준 그 시간이, 아이를 더 강하고 지혜로운 사람으로 만들 것이다. 당장의 등교보다 중요한 건, 아이가 평생 자신을 사랑하고 존중할 수 있는 사람으로 자라는 일이다. 그게 부모가 아이에게 줄 수 있는 가장 큰 선물이며, 진정한 교육의 완성이다.

결국 부모의 믿음은 아이가 세상으로 다시 나아갈 수 있는 가장 단단한 디딤돌이다.
아이가 걸어갈 길의 끝에는 '정상'이 아니라, 자기 자신으로 서 있는 한 사람의 모습이 있을 것이다.

아이와 대화가 막힐 때
– 아이는 왜 "몰라요"라고 말할까?

"물어봐도 아무 말도 안 해요."

"왜 학교 가기 싫은지 물어보면 그냥 '몰라요'라고만 해요."

"대화를 하려고 하면 방으로 들어가 버려요."

진료실에서 자주 듣게 되는 이야기다. 보호자들은 답답함을 숨기지 못한다. 이유를 알아야 도울 수 있을 것 같기 때문이다.

그래서 자연스럽게 질문이 이어진다.

"왜 학교 가기 싫어?"

"친구들이 뭐라고 했어?"

"선생님이 혼냈어?"

하지만 이런 물음에 대부분의 아이들은 짧게 대답한다.

"몰라요."

이 말을 들으면 어른들의 마음은 더 복잡해진다. 일부러 말을 피하는 것처럼 느껴지기도 하고, 솔직하게 털어놓지 않는다고 생각되기도 한다. 답답함이 커지다 보면 화가 치밀어 오르기도 한다.

그러나 상담 현장에서 아이들과 이야기를 나누다 보면 이 짧은 대답에는 다른 의미가 담겨 있는 경우가 많다. 많은 아이들이 "몰라요"라고 말하는 이유는 정말로 설명하기 어려워서다. 감정은 생각보다 단순하지 않다. 불안, 두려움, 외로움, 부끄러움 같은 느낌이 한꺼번에 뒤섞여 있을 때 그것을 정확한 말로 표현하는 일은 어른에게도 쉽지 않다. 하물며 아직 감정을 언어로 정리하는 능력이 충분히 자라지 않은 아이에게는 더욱 어렵다. 마음속에서는 분명히 괴로운데 그것을 문장으로 풀어내기가 쉽지 않다. 그럴 때 가장 쉽게 나오는 대답이 바로 "몰라요"다.

여기에는 질문 방식도 영향을 미친다. 대부분의 보호자는 문제의 원인을 찾기 위해 질문을 던진다.
"왜 학교 가기 싫어?"
"무슨 일이 있었어?"
이 질문들은 자연스럽고 당연해 보이지만, 듣는 입장에서는 또 다른 부담이 될 수 있다. 이미 힘든 상태인데 그 이유까지 논리적으로 설명해야 한다는 압박을 느끼기 때문이다. 결국 가장 짧은 말로 대화를 끝내려 한다.
"몰라요."

또 다른 이유도 있다. 걱정하는 부모의 모습을 보면 아이는 자신의 마음을 더 숨기기도 한다. 혹시 더 걱정을 끼치는 것은 아닐까 하는 마음 때문이다. 그래서 이 말은 대화를 거부하는 표현이라기보다 아직 마음을 설명할 준비가 되어 있지 않다는 신호일 수도 있다. 이럴 때 도움이 되는 방법은 질문의 방향을 조금 바꾸는 것이다. 질문의 형태가 달라지면 대화의 분위기도 자연스럽게 달라진다.

부모가 흔히 하는 질문	아이의 마음을 여는 질문
왜 학교 가기 싫어?	요즘 학교 생각하면 어떤 기분이 들어?
무슨 일이 있었어?	학교에서 가장 힘든 순간은 언제야?
친구들이 괴롭혀?	요즘 학교에서 가장 편한 시간은 언제야?
왜 말을 안 해?	학교에서 덜 힘든 순간은 언제야?

이런 질문들은 원인을 설명하라는 요구보다 경험을 떠올리도록 돕는 질문이다. 이유를 정리하지 못하더라도 자신의 느낌이나 기억을 이야기하는 것은 조금 더 쉬울 수 있다.

또 한 가지 도움이 되는 방법은 아이의 관심사를 이해하려는 노력이다. 아이의 세계를 이해하려면 그 관심사부터 함께 바라볼 필요가 있다. 아이돌, 게임, 유튜브, 애니메이션처럼 어른에게는 낯설게 느껴지는 것들이 아이에게는 중요한 이야깃거리가 되기 때문이다. 그래서 때로는 부모가 먼저 관심을 가져 보는 것도 좋다. 아이가 좋아하는 아이돌이 누구인지, 어떤 게임을 하는지, 어떤 유튜브 채널을 보는지 가볍게 알아보는 것이다. 그 과정에서 자연스럽게 대화가 시작되기도 한다.

"요즘 어떤 아이돌 좋아해?"

"그 게임은 어떤 게 재미있어?"

"왜 그 캐릭터가 좋아?"

이런 질문은 아이에게 자신의 세계를 존중받고 있다는 느낌을 준다. 누군가 자신의 관심사를 이해하려 한다고 느낄 때 사람은 자연스럽게 마음을 조금씩 열게 된다.

또 한 가지 기억해야 할 점은 침묵을 기다려 주는 태도다. 대답이 바로 나오지 않는다고 해서 다시 질문을 던지거나 설명을 이어갈 필요는 없다. 어떤 순간에는 생각을 정리할 시간이 필요하다. 잠시 말이 멈춘다고 해서 대화가 실패한 것은 아니다. 대화에서 중요한 것은 질문의 양이 아니라 관계의 분위기다. 편안한 상황에서는 말이 조금씩 이어지지만 긴장된 분위기에서는 아무 이야기도 나오지 않을 수 있다. 아이에게 "몰라요"라는 답이 돌아왔을 때 이렇게 말해 줄 수도 있다.

"지금 바로 이야기하지 않아도 괜찮아."

"나중에 말하고 싶어지면 들려줘."

"엄마는 네 이야기를 듣고 싶어."

이런 말은 상대에게 선택권을 준다. 언제든 자신의 이야기를 꺼낼 수 있다는 여유를 느끼게 한다.

하지만 대화가 막히는 또 다른 이유도 있다. 어른이 무심코 던지는 말이 상처가 될 때다. 걱정과 답답함 속에서 부모는 이런 말을 하기도 한다.

"왜 이것도 못 해?"

"다른 애들은 다 하는데."

"그 정도는 참아야지."

"너만 유난한 거 아니야?"

"이러다 정말 큰일 나는 거 아니야?"

이 말들은 대부분 걱정에서 나온다. 아이가 다시 일어나기를 바라는 마음에서 하는 말이다. 그러나 듣는 입장에서는 비난이나 비교로 느껴질 수 있다. 이미 스스로를 충분히 책망하고 있는 상황이라면 이런 말은 마음의 문을 더 닫게 만들기도 한다.

누군가 자신의 어려움을 이해하지 못한다고 느끼는 순간 사람은 자연스럽게 말을 줄이게 된다.

그래서 대화에서 가장 중요한 것은 문제를 바로 해결하려는 말보다 먼저 이해하려는 태도다.

"요즘 많이 힘들었겠다."

"그런 일이 있으면 누구라도 속상할 수 있어."

"네가 느낀 마음을 엄마도 알고 싶어."

이런 말은 자신의 감정을 설명할 수 있는 안전한 공간을 만들어 준다.

대화는 한 번의 질문으로 완성되는 일이 아니다. 마음이 준비될 때까지 기다려 주는 과정에 가깝다.

그래서 "몰라요"라는 말을 대화의 끝으로 받아들일 필요는 없다. 어쩌면 그 말은 아직 정리되지 않은 마음이 조금 더 시간이 필요하다는 신호일지도 모른다. 누군가 옆에서 서두르지 않고 기다려 줄 때, 그 마음은 조금씩 말이 되기 시작한다. 그리고 그때 비로소 아이의 이야기가 천천히 흘러나온다.

에필로그

학교는 아이들이 세상을 배우는 첫 무대다.

때로는 세상으로부터 잠시 숨을 곳이 되기도 한다.

그곳에서 아이들은 친구를 만나고, 경쟁을 배우고,

때론 상처받기도 한다.

그리고 그 상처를 통해 자신을 조금씩 알아간다.

하지만 그 길이 너무 벅찰 때, 아이는 몸과 마음으로 신호를 보낸다.

"나, 지금 너무 힘들어요."

그 신호를 알아채는 어른이 있다면,

아이는 다시 세상으로 나아갈 힘을 얻을 것이다.

진료실에서 수많은 아이들을 만나고 있다.

등교를 거부하는 아이, 불안에 잠 못 드는 아이,

말 대신 눈빛으로 도움을 청하는 아이들.

그들의 마음 깊은 곳엔 늘 같은 메시지가 있었다.

"나를 이해해 주세요."

아이들이 원하는 것은 완벽한 해결이 아니다.

단지 "그럴 수도 있지" 하는 한마디.
이 말이 닫힌 마음의 문을 여는 열쇠가 된다.
그 순간, 아이는 조금 덜 외롭다.
그리고 조금 더 자신을 믿게 된다.

나는 기억한다.
완전히 회복되어 학교로 돌아간 날보다,
그 전날 밤 "내일은 한 번 가볼까요?" 하던 아이의 떨리는 목소리를.
그것이 진짜 시작이었다.
용기가 조용히 뿌리내리는 순간이었다.

학교에 가지 못하는 아이들.
그들은 세상과 단절된 것이 아니다.
단지 세상과 다시 만날 준비를 하고 있는 것이다.

우리가 할 일은 그 시간을 믿고 기다려주는 것이다.
기다림은 사랑의 다른 이름이고,
사랑은 믿음의 또 다른 얼굴이다.

아이들은 그렇게 자란다.
천천히, 그러나 단단하게.
학교로 가는 길은 곧 세상으로 향하는 길.
그 길 끝에는 다시 웃을 수 있는 하루가 기다린다.

오늘도 나는 진료실 문을 연다.
조심스레 꺼내는 아이의 첫마디를 기다리며.
"괜찮아. 오늘은 어제보다 한 걸음 더 나아갔으니까."

학교 가기 싫은 우리 아이
마음처방전

초판 1쇄 발행일 | 2026년 3월 27일

지은이　　| 김소연
펴낸곳　　| 메디마크
펴낸이　　| 정기국
디자인　　| 서용석
관리　　　| 안영미

주소　　　| 서울시 성동구 마조로 22-2, 한양대동문회관 413호
전화　　　| (02) 325-3691
팩스　　　| (02) 6442 3690
등록　　　| 제 303-2005-34호(2005.8.30)

ISBN　　 | 979-11-993268-5-9 13510
값　　　　| 16,000원